Worlitschek

Säure-Basen-Fitness

Dr. med. Michael Worlitschek

Säure-Basen-Fitness

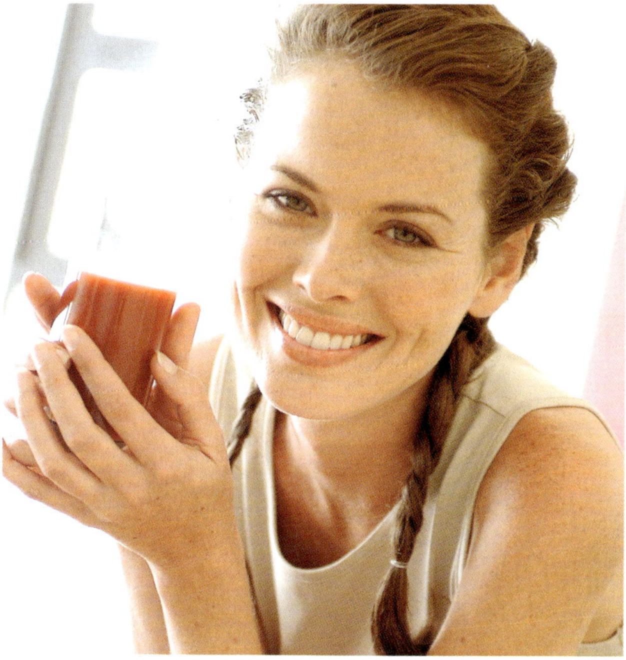

Geschmeidiger Körper, feste Muskeln, straffe Haut

Haug

Bibliografische Information der Deutschen Bibliothek
Die Deutsche Bibliothek verzeichnet diese Publikation in der Deutschen Nationalbibliografie; detaillierte bibliografische Daten sind im Internet über http://dnb.ddb.de abrufbar.

Programmplanung: Dr. Elvira Weißmann-Orzlowski
Lektorat: Christiane Blass, Köln

Abbildungen Innenteil: arteria photography S. 17, 20, 21 unten, 30 rechts und links, 31, 36, 37, 61; Christiane Blass S. 33, 47, 87; corbis S. 68; doc-stock S. 53, 99; Mauritius S. 19, 35, 64, 101; Jürgen Schulzki S. 29, 46, 50 oben und unten, 56 oben, 78, 95; stockfood S. 72/73, 88, 94, 97, 98; Fridhelm Volk S. 26; zefa S. 10/11, 13, 42, 71, 81; alle Übrigen: Archiv der Thieme Verlagsgruppe

Umschlaggestaltung und Layout: CYCLUS · Visuelle Kommunikation
Umschlagfotos vorn und hinten: jump
Satz: CYCLUS · Media Produktion
Druck und Verarbeitung: Westermann Druck Zwickau GmbH

ISBN 3-8304-2202-4 1 2 3 4 5

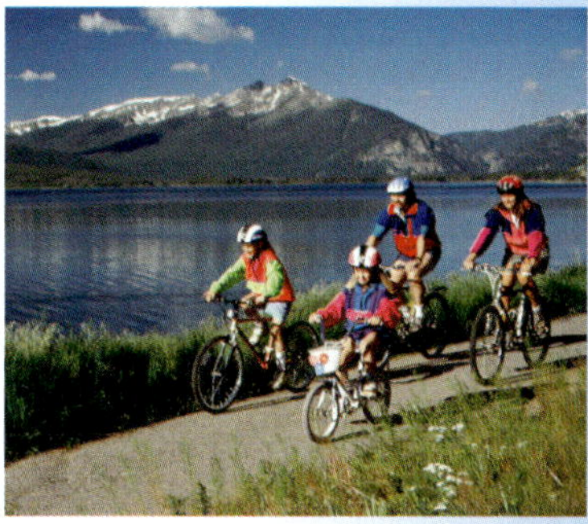

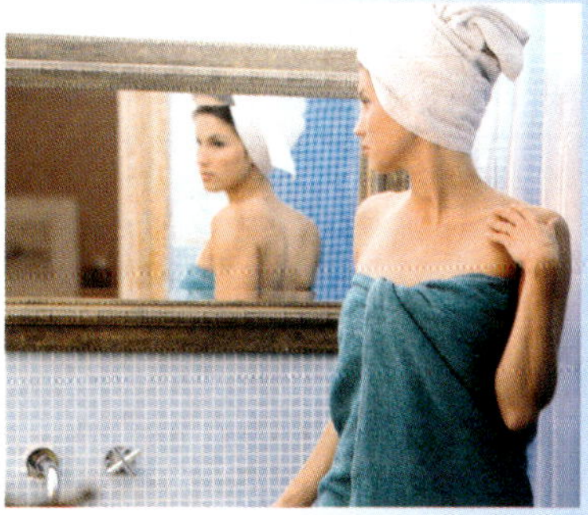

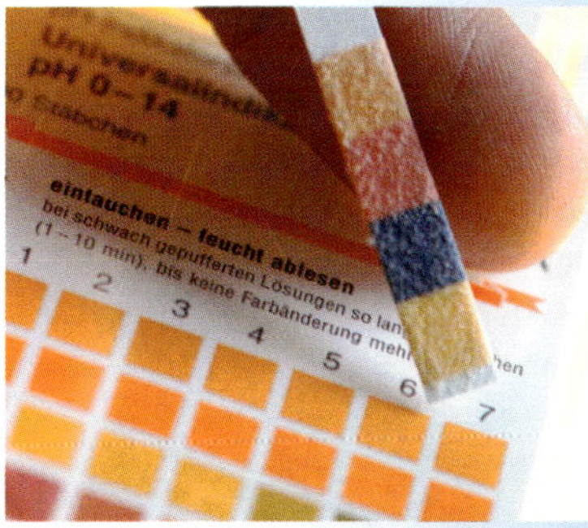
pH 0 – 14
eintauchen – feucht ablesen
1
2
3
4
5
6
7

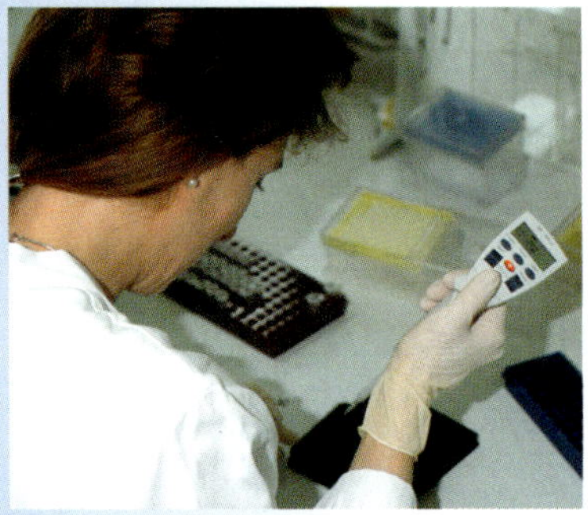

Im Basenland

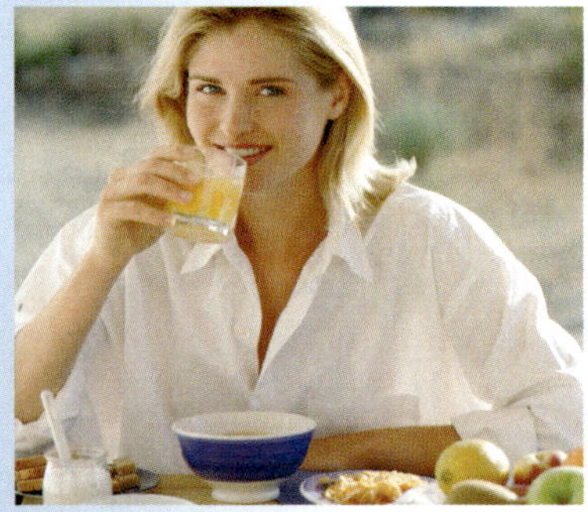

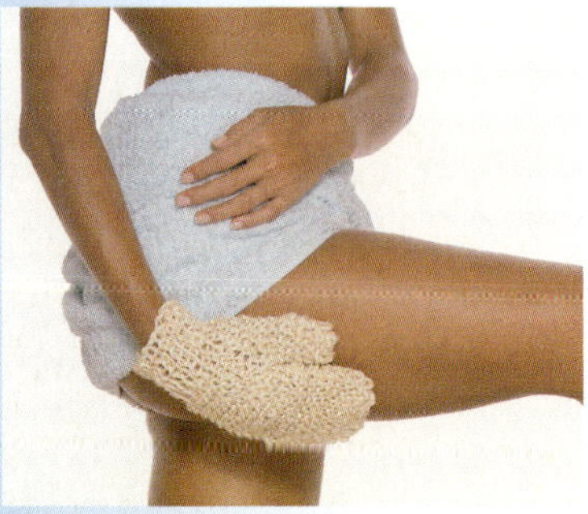

Fitness-Praxis

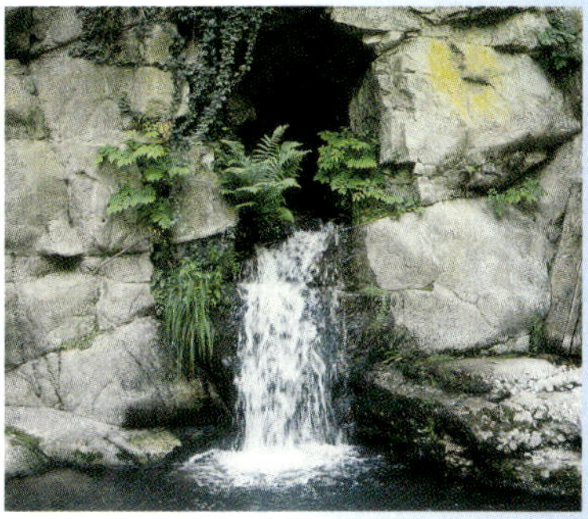

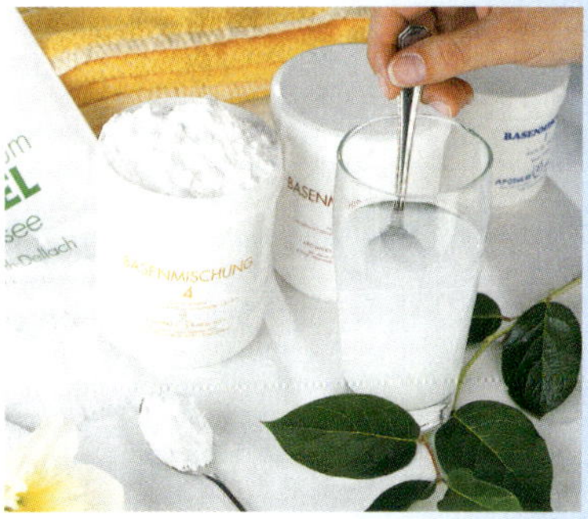

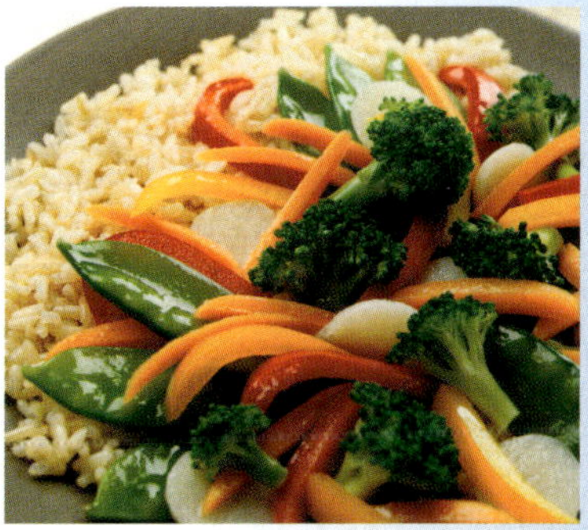

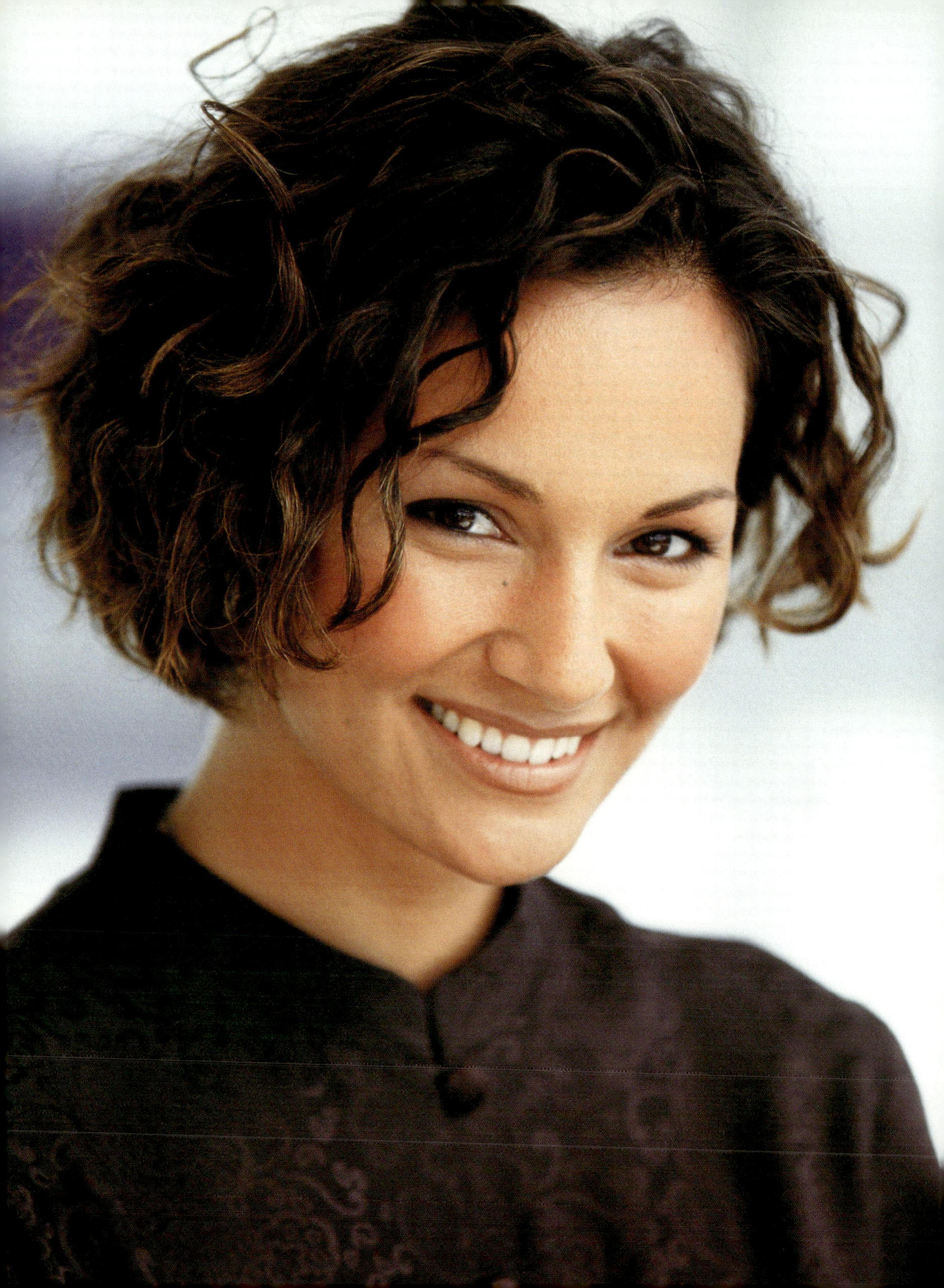

Vorwort

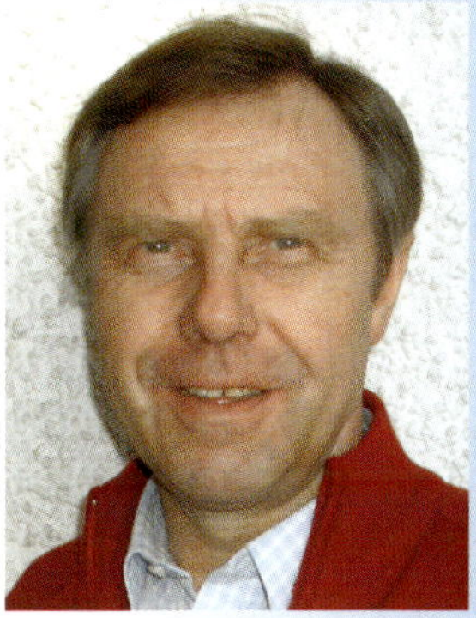

In meiner Praxis für Allgemeinmedizin beschäftige ich mich seit nunmehr 20 Jahren intensiv mit dem Säure-Basen-Haushalt im menschlichen Körper. Ich habe viele Patientinnen und Patienten behandelt und oft durch eine Entsäuerung auch da noch helfen können, wo die klassische Medizin an eine Grenze gestoßen war.

Dem gesellschaftlich propagierten Ideal vom aktiven, sportlichen und gesunden Menschen steht heute vielfach eine Lebensweise gegenüber, die die natürlichen Funktionsmechanismen unseres Körpers behindert. Die Menschen bewegen sich im Alltag weniger als früher und werden schon aus diesem Grund oft krank. Angesichts eines finanziell überforderten Gesundheitssystems ist das äußerst bedenklich. Außerdem möchten wir alle fit und gesund durchs Leben gehen, möglichst bis ins hohe Alter. Der in diesem Zusammenhang häufig verwendete Begriff „Anti-Aging" ist allerdings irreführend. „Better-Aging" trifft es besser, lässt sich doch der Alterungsprozess an sich nicht aufhalten.

Doch zunächst geht es darum, den Status quo zu verbessern. Die Müdigkeit aus den Knochen zu vertreiben, neue Energien zu schöpfen, wieder Spaß an Bewegung und Aktivität zu bekommen. Dieses Buch soll Ihnen zeigen, wie Sie mit Selbsterkenntnis, Eigeninitiative und etwas Disziplin Ihr Wohlbefinden steigern und Ihre Konstitution stärken können, damit Sie über viele Jahre fit und gesund bleiben.

Die meisten Menschen brauchen einen gewissen Leidensdruck, ehe sie bereit sind, einen besseren Weg zu Gesundheit und Fitness zu suchen. Sie haben bereits den ersten Schritt getan, denn Sie halten dieses Buch in Händen und können schon heute beginnen, mehr für sich zu tun. Mir liegt es fern, zu missionieren, aber auf dem Weg zu einem geschmeidigeren Körper, festeren Muskeln und einer strafferen Haut werden Sie bald feststellen, dass Sie sich insgesamt wohler und widerstandsfähiger fühlen!

Dabei wünsche ich Ihnen viel Glück und Erfolg.

Dr. Michael Worlitschek

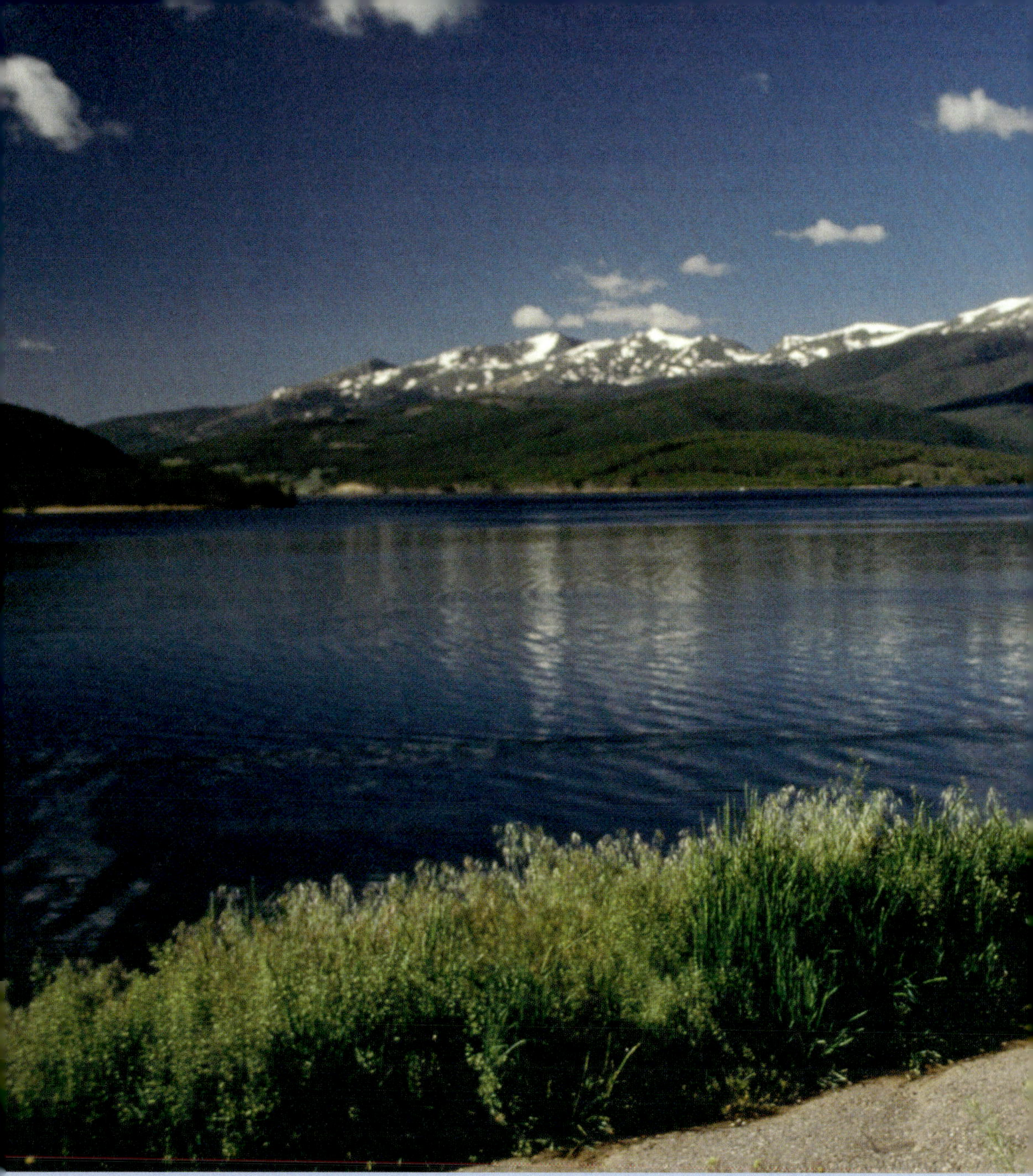

Fitness und

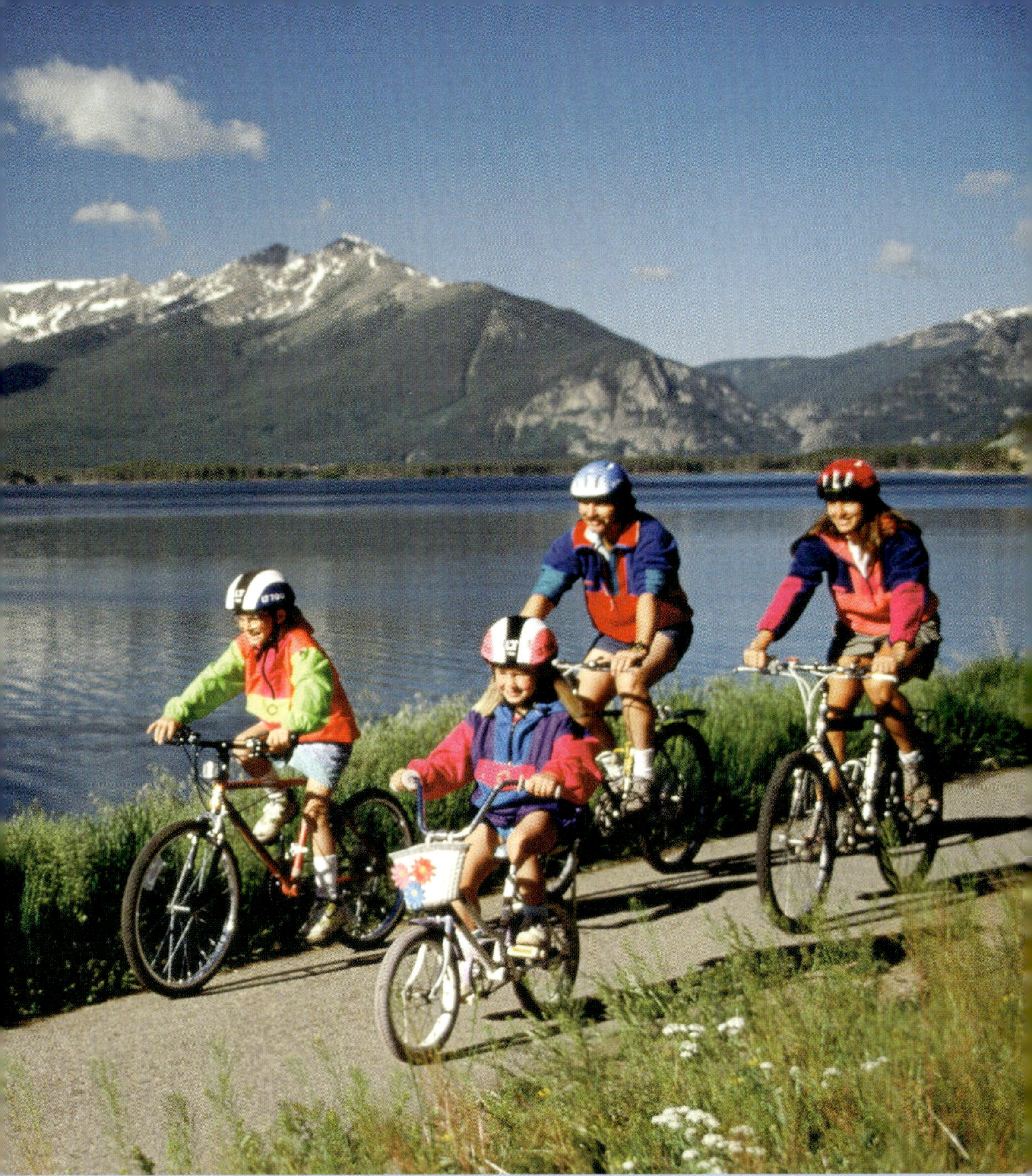

Gesundheit

Fit durch Säure-Basen-Balance

Tipp

Tun Sie noch heute etwas: Nehmen Sie sich sofort Zeit für ein wenig Bewegung – es lohnt sich!

Dies ist kein gewöhnliches Fitnessbuch. Die Bewegung muss und wird eine große Rolle spielen, aber es geht um mehr. Was bedeutet eigentlich „Fitness“? Im Lexikon findet sich unter diesem Stichwort: „gute körperliche bzw. sportliche Leistungsfähigkeit“. Säure-Basen-Fitness geht noch einen Schritt weiter und meint die biochemische Leistungsfähigkeit, die zu einem geschmeidigen Körper, festen Muskeln und einer straffen Haut führt. Es geht um ein ausgewogenes physisches Befinden durch einen ausgeglichenen Säure-Basen-Haushalt. Wenn Sie auf diese Weise Ihr Gleichgewicht finden, wird es Ihnen besser gehen als zuvor, die Bewegungsfreude nimmt zu und viele Beschwerden werden wie weggeblasen sein.

Info

Gesund sein kann man in jedem Lebensalter. Ich habe in meiner Praxis schon 50-Jährige erlebt, die gesünder und fitter waren als mancher 30-Jährige.

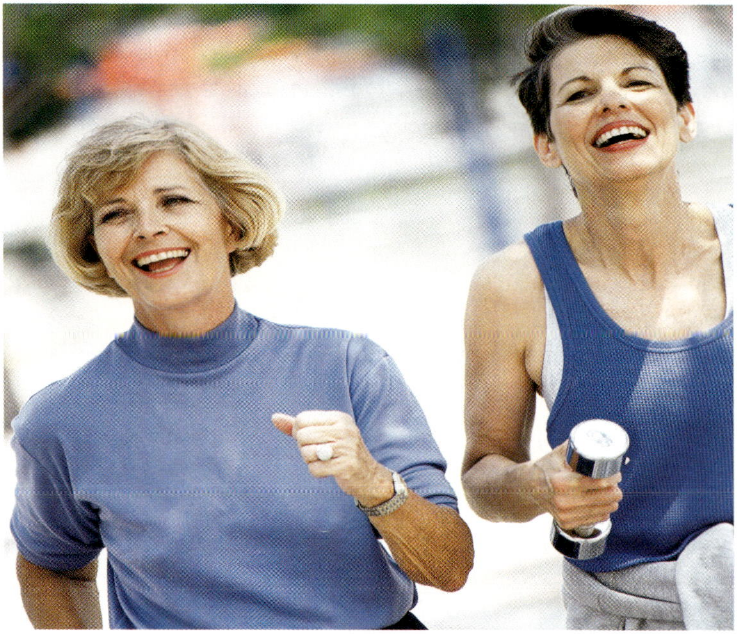

Du bist, was Du isst

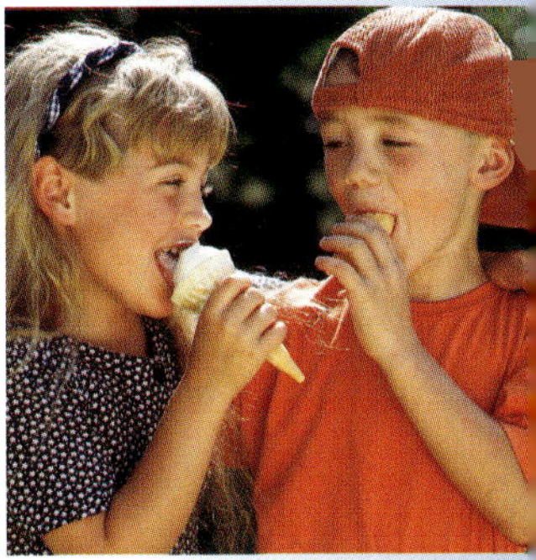

Hochleistungssportler und deren Trainer wissen schon lange, wie wichtig die Ernährung für die physische Leistungsfähigkeit ist. Und als Arzt weiß ich natürlich um die Folgen falscher und einseitiger Ernährung. Aber ich weiß auch, dass heutzutage das Überangebot an Genuss- und Nahrungsmitteln eine bewusste, gesunde Ernährung erschwert.

Gab es früher erst kurz vor der Adventszeit Lebkuchen und Dominosteine, stehen jetzt bereits Ende September die schokoladenen Weihnachtsmänner in den Regalen. Und kaum sind diese verkauft, tauchen die ersten Schokoladenosterhasen auf. In den Nachkriegsjahren waren Süßigkeiten noch Mangelware, ebenso selten waren damals die so genannten Wohlstandskrankheiten: zu hoher Fettgehalt im Blut, erhöhter Harnsäurespiegel, Diabetes mellitus. Noch vor rund 20 Jahren begann der Typ II der Zuckerkrankheit als Altersdiabetes bei Menschen von 50 bis 60 Jahren. Heute sind Fälle des Typ II schon bei 20- bis 30-Jährigen nicht mehr selten.

Tipp

Setzen Sie sich Gesundheit und Fitness als persönliches Ziel. Und denken Sie immer daran: „Es gibt viele Krankheiten, aber nur eine Gesundheit!“

Die Ernährung sollte aber die Gesundheit fördern, nicht beeinträchtigen. Denken wir also um und halten Maß. Genießen können wir trotzdem, denn es ist alles erlaubt, was vertragen wird. Es genügt, sich auf die Gesetze der Natur zu besinnen und auf das Wohlbefinden zu achten, um Krankheiten zu verhindern. Setzen Sie sich das Ziel, gesund und fit zu werden oder zu bleiben.

Better-Aging

Ich möchte Ihnen einen Weg zu Gesundheit, Fitness und Vitalität zeigen, der Sie auch in späteren Jahren noch jung hält. Der biologische Alterungsprozess lässt sich zwar nicht aufhalten, doch Sie können besser, das heißt gesünder, alt werden.

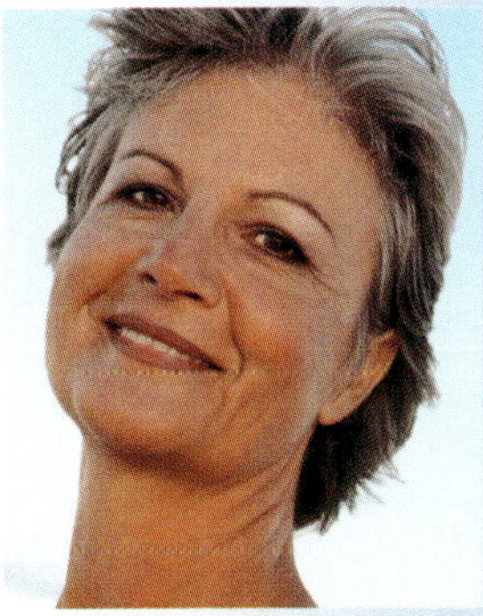

Der skandinavische Ernährungsforscher Are Waerland sagte: „Wir haben es nicht mit Krankheiten zu tun, sondern mit Fehlern in der Lebensführung. Schaffe diese ab, und die Krankheiten werden von selbst verschwinden.“ Für Ihr Wohlergehen müssen Sie vielleicht manche lieb gewonnenen Lebens- und Ernährungsgewohnheiten umstellen. Doch das lässt sich einfacher in die Tat umsetzen, als Sie vielleicht denken.

Grundlagen der Säure-Basen-Fitness

Seit über 20 Jahren beschäftige ich mich intensiv mit den Auswirkungen der chronischen Übersäuerung auf den Menschen, die ich durch exakte Blut- und Urinmessungen diagnostiziert und beweisbar gemacht habe. 1991 erschien die erste Ausgabe meines Fachbuches „Die Praxis des Säure-Basen-Haushaltes". Kurze Zeit später folgte der entsprechende Patientenratgeber. Damals gab es zu diesem Thema vielleicht 5 Bücher von kleineren Verlagen. Heute führt jeder größere Verlag, der sich mit Gesundheit beschäftigt, einen oder mehrere Säure-Basen-Ratgeber im Programm. Die Bedeutung dieser Thematik ist also erkannt.

Ich möchte nun noch einen Schritt weiter gehen und Ihnen zeigen, in welchem Maße der Säure-Basen-Haushalt mit Ihrer körperlichen und mentalen Fitness zusammenhängt. Um zu verstehen, was Ihre Fitness fördert beziehungsweise hemmt, brauchen Sie einige medizinische Grundkenntnisse.

Info

Säuren und Basen werden gleichermaßen im Körper benötigt. Zwischen ihnen sollte ein Gleichgewicht bestehen.

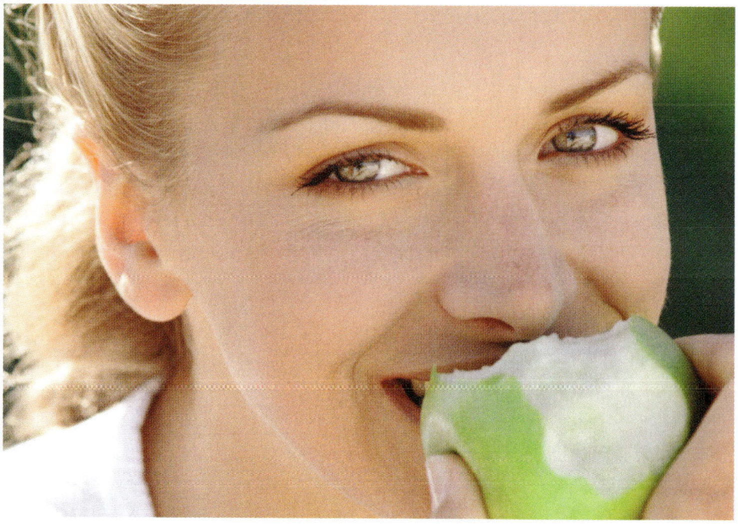

pH oder die Kraft des Wasserstoffs

Der pH-Wert gibt die Stärke einer Säure oder einer Base an. „pH" steht dabei für „potentia hydrogenii", was „die Kraft des Wasserstoffs" bedeutet. Die pH-Skala von 0 bis 14 zeigt, wie die jeweiligen Werte zuzuordnen sind:

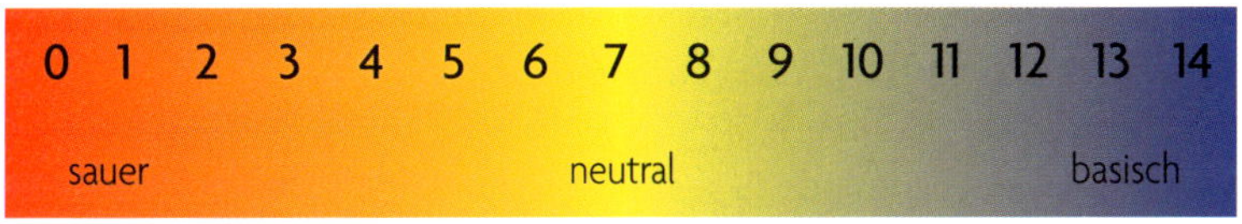

Chemisch gesehen sind alle Flüssigkeiten Säuren, die ein freies positives Wasserstoffion (H+) besitzen. Je mehr von diesen Wasserstoffionen in einer Flüssigkeit vorhanden sind, umso stärker ist die Säure.

Basen (Laugen) sind die Gegenspieler der Säuren; sie haben ein negativ geladenes Hydroxylion (OH–) und können das H+ -Ion der Säure an sich binden. Säuren geben ein Wasserstoffion ab und Basen können es aufnehmen. Säuren und Basen verhalten sich also gegensätzlich, es müssen aber beide als Wechselspieler im Organismus vorhanden sein.

Treffen ein Säuremolekül und ein Basenmolekül zusammen, so entsteht neben Wasser ein neutrales Salzmolekül, das dem Körper nicht mehr schaden und normalerweise problemlos ausgeschieden werden kann.

Säure + Base → **Salz + Wasser**

Ist aber kein Basenmolekül vorhanden, um das Säuremolekül zu neutralisieren, wird das Salzmolekül im Bindegewebe eingelagert. Dieser Vorgang spielt sich ständig in unserem Körper ab, ohne dass wir es bewusst wahrnehmen.

Info

Die biochemischen Vorgänge in unserem Organismus sind gleichermaßen auf Säuren wie auf Basen angewiesen. Da aber unsere Lebensweise eher zur Produktion von Säuren beiträgt, sind es die Basen, die dem Körper für das Gleichgewicht fehlen.

Wie Säuren unsere Fitness bremsen

Die Aufgaben und Tätigkeiten unserer Stoffwechselorgane geben Aufschluss über die Bedeutung von Säuren und Basen in unserem Körper. Können unsere Organe ihre Funktionen ungestört erfüllen, ist unser

Info

Durch die Einnahme von Säureblockern wird der pH-Wert der Magensäure von 1 auf 4 erhöht, was ihre desinfizierende Wirkung abschwächt. Die Wirkung hält außerdem nur so lange an, wie die Säureblocker eingenommen werden, wenn man Lebensweise und Ernährung nicht umstellt.

Organismus in einem natürlichen Gleichgewicht. Eine Übersäuerung jedoch stört dieses Gleichgewicht empfindlich.

Magen

Sodbrennen zum Beispiel entsteht durch eine Übersäuerung des Magens und ist im Praxisalltag hochaktuell. In der Schulmedizin stehen zur Behandlung verschieden starke Säureblocker zur Verfügung. Diese kurieren aber nur ein Symptom, nicht die Ursache. Schauen wir uns also an, wie es zu Sodbrennen kommt.

Bestimmte Zellen bilden im Magen Salzsäure und Natriumhydrogencarbonat. Die Salzsäure desinfiziert den Mageninhalt und leitet die Eiweißverdauung ein. Der Basenstoff Natriumhydrogencarbonat hingegen wird über das Blut zu den Organen Leber, Gallenblase, Zwölffingerdarm und Bauchspeicheldrüse sowie zu den Dünndarmdrüsen transportiert. Die Funktionskraft dieser Organe hängt entscheidend von einem Basenüberschuss ab, weshalb man sie auch als „basenliebende“ Organe bezeichnet. Genau genommen wird die ganze Verdauungsstraße von Basen aktiviert, während ein Übermaß an Säuren den Verdauungsprozess hemmt.

Benötigen die genannten Organe mehr Basen, so wird im Magenfundus unterhalb der Speiseröhre parallel zu diesen Basen auch mehr Salzsäure gebildet. Die überschüssige Säure sucht sich nun einen anatomisch gut zugänglichen (Aus-)Weg und steigt in der Speiseröhre nach oben.

Info

Bei einer schwerwiegenden Magenerkrankung ist eine Erstbehandlung mit Säureblockern angezeigt, damit die Entzündung rasch abheilen kann.

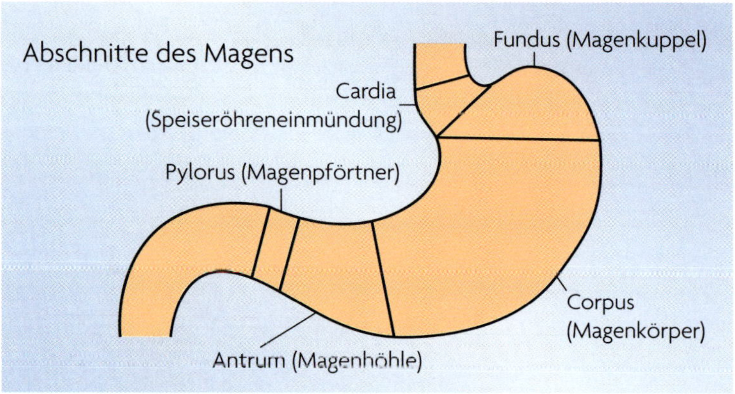

Blut

Das Blut transportiert alle für uns lebenswichtigen Stoffe: Nährstoffe, Vitamine, Mineralien und Sauerstoff. Außerdem befördert es Abfallstoffe zu den Nieren und Kohlensäure zur Lunge. Verfügt der Körper nicht über genug Wasser, wird das Blut dickflüssiger und kann nicht mehr in die feinsten Haargefäße einfließen. Dann erreicht auch der Sauerstoff wichtige Zellen nicht mehr, was schwerwiegende Folgen nach sich ziehen kann (siehe Seite 26).

Der pH-Wert des Blutes liegt in einem sehr engen, deutlich basischen Bereich von 7,35–7,45. Würde dieser Wert unter 6,8 sinken, hätte das unseren Tod zur Folge. Um den pH-Wert des Blutes konstant zu halten, verfügt unser Körper über Pufferkapazitäten. Diese Systeme können ihre Funktion allerdings nur erfüllen, wenn ein ausreichendes Maß an basischen Mineralien vorhanden ist, um einen Säureüberschuss zu neutralisieren. Andernfalls muss der Körper auf eingelagertes Puffermaterial zurückgreifen, beispielsweise auf Calcium aus den Knochen, was Osteoporose nach sich ziehen kann.

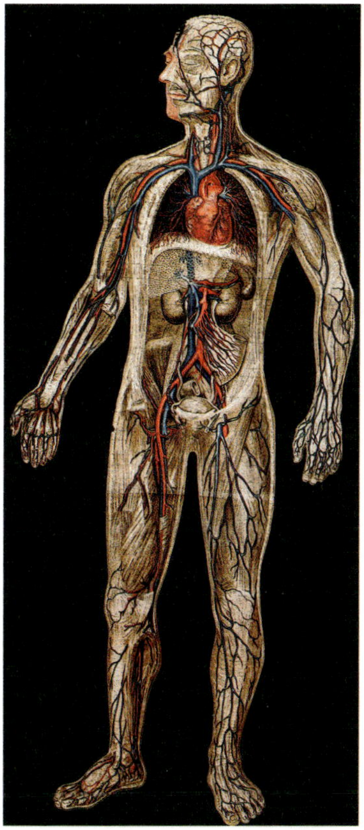

Die Elemente Natrium, Kalium, Calcium, Magnesium und Eisen haben in Verbindungen – wie sie auch in einer natürlichen Kost vorkommen – basischen Charakter. Diese so genannten Entsäuerungsmineralien müssen in jeder einzelnen Körperzelle vorhanden sein, wo sie für Neutralisierungsvorgänge benötigt werden.

Lunge

Der Körper hat die Möglichkeit, im Stoffwechsel entstandene oder durch die Nahrung aufgenommene Säuremoleküle „abzupuffern“,

Info

Der pH-Wert des Blutes liegt mit einer nur sehr geringen Toleranz im basischen Bereich über 7. Sinkt er unter 6,8 kann unser Organismus nicht überleben.

Info

Viele Menschen leiden heutzutage an einem nicht zu unterschätzenden Mineralstoffmangel, der das Säure-Basen-Gleichgewicht zusätzlich belastet.

Die pH-Werte der verschiedenen Körperflüssigkeiten:

★ Magensaft	1–4	★ Galle	7,4–7,7
★ Scheidenflüssigkeit	4	★ Sperma	7,5–8
★ Urin	5–8	★ Bauchspeichel	7,5–8,8
★ Speichel	7	★ Zwölffingerdarmsaft	8
★ Blut	7,35–7,45	★ Fruchtwasser	8–8,5

also vorübergehend aufzusaugen. Die in den Zellen entstandene Kohlensäure ist an das Puffersystem des Blutes gebunden und wird über die Lunge abgeatmet. Diese Aufgabe kann die Lunge umso besser erfüllen, je tiefer und bewusster geatmet wird. Jeder flotte Spaziergang fördert eine tiefere Atmung!

Tipp

Öffnen Sie hin und wieder ein Fenster und atmen Sie bewusst ein paar Minuten die frische Luft tief ein.

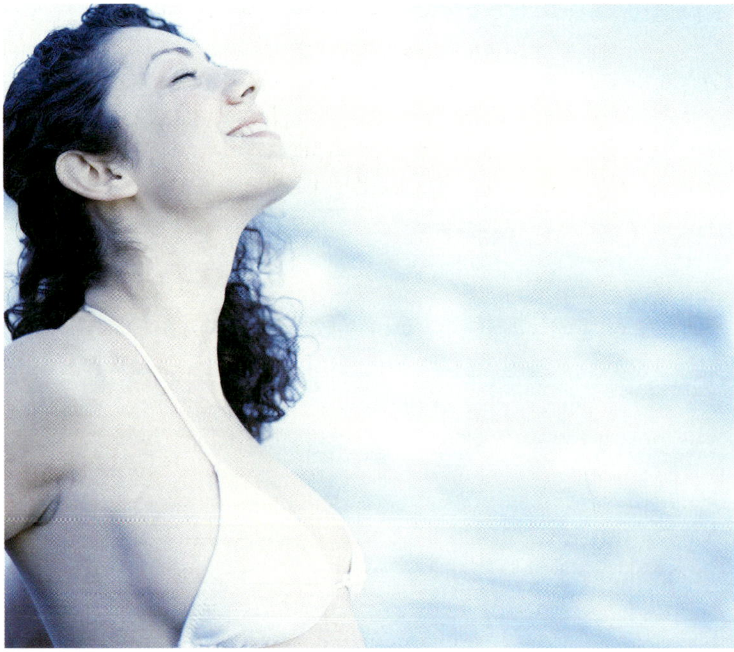

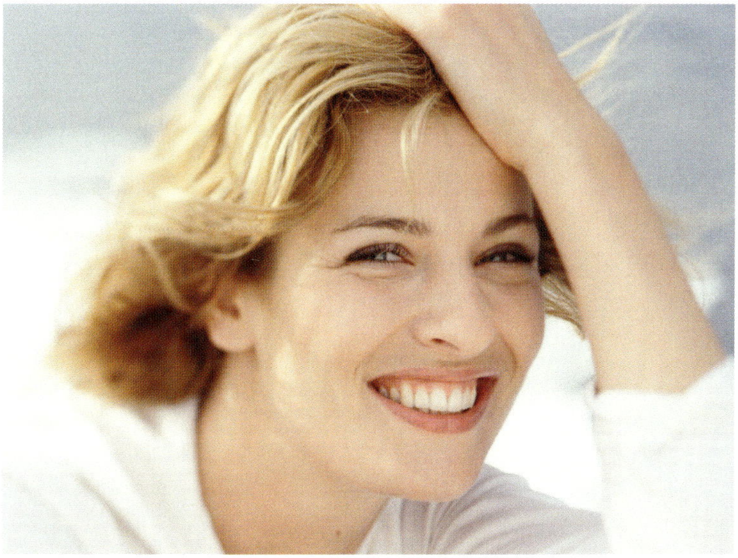

Niere

Die paarig angelegte Niere ist das Zentralorgan für die Ausscheidung nicht flüchtiger Säuren. Dafür stehen ihr gleich 5 Mechanismen zur Verfügung. Doch auch ihre Leistungsfähigkeit ist begrenzt. Nach Krankheiten oder Vergiftungen können sich die Nieren rasch erschöpfen. Und die zunehmende Zahl der chronisch Nierenkranken beweist, dass dieses Organ ständig überfordert wird.

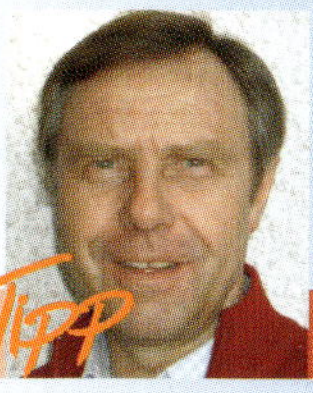

Mein Tipp

Gehen Sie sorgsam mit Ihren Ausscheidungsorganen um. Trinken Sie ausreichend Wasser, um die Nieren zu durchspülen und überfordern Sie Ihre Leber nicht mit zu viel Alkohol.

Leber

Die Leber gehört wie Gallenblase, Bauchspeicheldrüse und Dünndarmdrüsen zu den basenliebenden Organen. Und obwohl viele sie als die „chemische Fabrik des Körpers" bezeichnen, wurde ihr keine so große Bedeutung beigemessen wie den Nieren oder der Lunge. Neueren Untersuchungen zufolge ist aber auch die Leber ein wichtiges Organ für die pH-Regulation. Denn in der Leber wird Harnstoff hergestellt, der Stickstoffmoleküle, also Eiweißbestandteile, neutralisiert. Das bei diesem Prozess verbrauchte Natriumhydrogencarbonat kann bei bestimmten Stoffwechselsituationen in der Niere eingespart werden. Hier besteht also eine ständige Rückkopplung der Organe, ein Einsparvorgang, der ein wichtiges biologisches Geschehen darstellt.

Einteilung der Übersäuerungszustände

Idealzustand:

Das Blut ist im Säure-Basen-Gleichgewicht, und auch im Gewebe ist nichts Krankhaftes festzustellen. In diesem Zustand befindet sich fast nur noch der frisch geborene Säugling nach einer unbelasteten Schwangerschaft. Darm, Nieren, Haut und Lunge arbeiten optimal.

Unterschwellige Übersäuerung (latente Azidose):

Dieser Zustand ist für die meisten Menschen bereits Alltag. Es besteht eine Minderung der Pufferbasen im Blut ohne Änderung des Blut-pH-Wertes.

Akute Übersäuerung (akute Azidose):

Wenn die normale Ausscheidung nicht mehr funktioniert, versucht der Körper seine Säuren über Entzündungen der Gelenke, der Haut oder Schleimhäute oder über Fieber auszuscheiden. Erbrechen, Durchfall oder Harnflut sind ebenfalls stark wirksame Ausscheidungsvorgänge. Auch eine Infektion ist Zeichen eines akuten Übersäuerungszustandes. Gelingt diese vom Körper provozierte Ausscheidung, wird der Organismus gereinigt und wir fühlen uns anschließend wesentlich wohler.

Chronische Übersäuerung (chronische Azidose):

Allen chronischen Erkrankungen liegt eine chronische Übersäuerung zugrunde. Rheuma oder auch Abbaukrankheiten wie die Osteoporose beginnen in diesem Stadium der Azidose. Langzeitbeobachtungen zeigen sehr deutlich, dass der Mensch zwar viele Reserven hat, sich aber auch die größten Reserven erschöpfen können. Die Folge ist häufig eine scheinbar „aus heiterem Himmel" auftretende, ernsthafte Erkrankung. Der letzte Tropfen bringt dann das Fass zum Überlaufen.

Lokale Übersäuerung (lokale Azidose):

Der Stuttgarter Internist Dr. Berthold Kern stellte bereits in den 50er Jahren fest, dass zahlreiche Organschäden, die man der Arteriosklerose angelastet hatte, auf lokale Säureschäden oder auf so genannte Säurekatastrophen im Gewebe zurückzuführen sind. Ein Säureüberschuss lässt die roten Blutkörperchen erstarren. Unter dem Mikroskop sieht man, wie die scheibchenförmigen Blutkörperchen zusammenkleben (siehe auch Seite 37). Sie verklumpen und blockie-

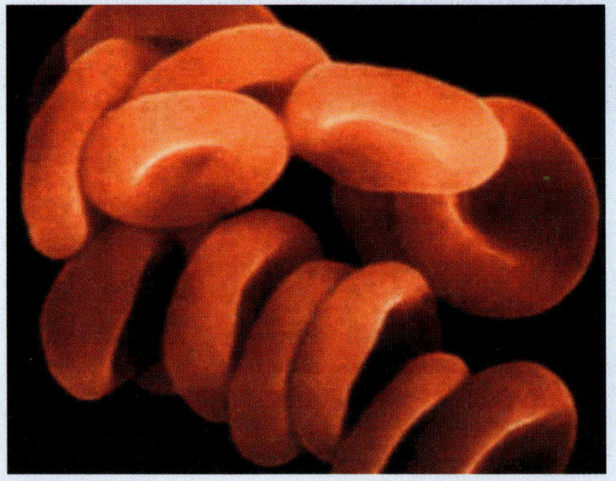

ren den Blutstrom, besonders in den feinen Haargefäßen. Das Gewebe übersäuert an dieser Stelle und beginnt zunächst zu schmerzen. Ist das Herz betroffen, spricht man von Angina pectoris. Aber schon Schwindelzustände und Schmerzen in den Beinen deuten auf eine lokale Azidose hin.

Säuretod:

Gerät der Körper über Jahre hinweg immer weiter in die Übersäuerung, so kann eine Säurekatastrophe eintreten. Mögliche Erscheinungsformen sind: tödlicher Herzinfarkt oder Schlaganfall, Nierenversagen, Krebskrankheit und Zuckerkoma.

Bindegewebe

Das Bindegewebe gilt heute als Zwischenlager für Ausscheidungsprodukte des Stoffwechsels. Leider wird es oft zum Endlager und führt dann zu Fitnessblockaden, das heißt Übersäuerungszuständen. Dazu zählen Lymphstau in den Oberschenkeln (Cellulitis) sowie Muskelverspannungen in Schultern und Oberarmen.

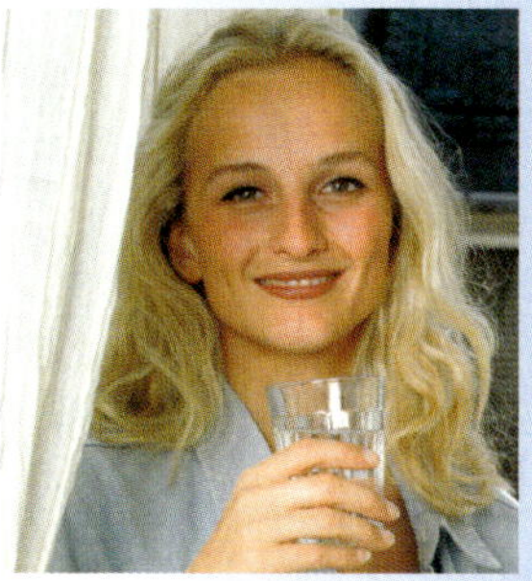

Das Bindegewebe ist unser größtes Organ, allerdings kein Einzelorgan, sondern eine Funktionseinheit der Endstrombahn der Gefäße (Kapillarnetz), der verschiedenen Bindegewebszellen und des verbindenden Nervennetzes. Das gemeinsame Arbeits- und Informationsmedium dieser drei Bestandteile ist die so genannte extrazelluläre Flüssigkeit. Angeschlossen sind die Lymphgefäße und die Lymphorgane.

Der Körper verfügt damit über ein wunderbares Informations- und Transportsystem. Die „Verständigung" erfolgt über das Blut und die Lymphe, durch chemische Botenstoffe wie Hormone oder auch über elektromagnetische Signale. Informationen können in Bruchteilen von Sekunden durch den Körper eilen und entsprechende Reaktionen in Organen, Muskeln und Gefäßen hervorrufen.

Tipp

Der Wassergehalt des Körpers ist unter anderem wichtig für die Beschaffenheit der Haut und somit für die Schönheit! Trinken Sie über den Tag verteilt 2–3 Liter Wasser.

Das Bindegewebe hat unterschiedliche Funktionen; alle Zellen und Funktionsbestandteile sind jedoch eingebettet in eine Matrix, die wiederum aus einer Grundsubstanz und Stützfasern besteht. Die Grundsubstanz enthält neben den Nährstoffen hauptsächlich Wasser. Die aus Kollagen bestehenden Stützfasern sind in einem biochemisch ausgeglichenen Säure-Basen-Zustand relativ schmal.

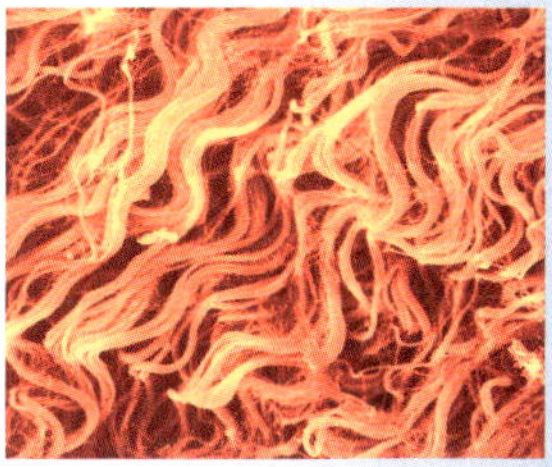

Durch die Einlagerung von Säure quellen diese Fasern aber auf, wodurch die Matrix als Transitstrecke der Ver- und Entsorgung von den Blutkapillaren zu den Funktionszellen stark beeinträchtigt wird. Es kommt gleichsam zum Stau, das Gewebe quillt infolgedessen noch weiter auf. Die erste sichtbare Folge ist Cellulitis.

Die Fettzellen

Auf einige Zellen des Bindegewebes würden viele Frauen liebend gern verzichten. Es handelt sich dabei um die Fettzellen.

Und doch sind auch diese Zellen unverzichtbar, sie sind absolut notwendig für die Funktion des Bindegewebes. Denn Fett ist ein Wärmespeicher, umhüllt Organe und schützt vor Erschütterungen. Die Zahl der Fettzellen bleibt über viele Jahre gleich, ihre Füllung kann sich aber verändern. Die Verteilung der Fettzellen ist bei Mann und Frau unterschiedlich; Frauen speichern grundsätzlich mehr Fett als Männer, und das verstärkt an Oberschenkeln, Gesäß und Hüften. Da die weibliche Bindegewebsstruktur außerdem sehr dehnungsfähig ist, können sich die ungeliebten Fettpölsterchen gut ausdehnen.

Die Fibroblasten

Bauarbeiter gibt es auch im menschlichen Körper: Im Bindegewebe sind es die Fibroblasten. Sie stellen die verschiedenen Fasern her, zum Beispiel Sehnen und Bänder, Bandscheiben oder den Meniskus im Kniegelenk.

Diese Fibroblasten produzieren auch Enzyme, die überschüssiges Baumaterial wieder abbauen. Der Körper kann also durch körpereigene Enzyme Entzündungszustände selbst wieder auflösen. Um den Heilungsprozess bei einer Entzündung oder einer Verletzung zu beschleunigen, können wir auch mit der Einnahme von Enzymen nachhelfen.

Tipp

Überschüssiges Baumaterial stellt der Körper auch häufig bei Narbenwucherungen her. Hier können entsprechende Enzymsalben helfen, ein kosmetisch besseres Ergebnis zu erzielen.

Die Mastzellen

Diese Zellen sind vorwiegend in der Haut, in den Atemwegen, in Teilen des Gehirns, im Darm und auch im Speichel zu finden. Sie können Gewebestoffe freisetzen, besonders das Histamin. Es erweitert im günstigen Fall die feinen Haargefäße (der Kapillaren) und bewirkt so eine bessere Durchblutung und eine Hautrötung. Im schlechteren Fall provoziert das Histamin eine allergische Reaktion, die vom einfachen Augentränen bis hin zu einer möglichen allergischen Schockreaktion reichen kann.

Eiweißspeicher Bindegewebe

Die Grundsubstanz des Bindegewebes dient auch als Eiweißspeicher. Proteoglykane nennt man die dafür zuständigen Baustoffe, die alle 4 Nährstoffe – Zucker, Eiweiß, Fett und Wasser – speichern können. Prof. Dr. med. Lothar Wendt hat festgestellt, dass sich durch erhöhten Eiweißkonsum die Basalmembran verdickt. Die Basalmembran ist eine glasklare, aus Gitterfasern und reiner Kittschicht bestehende

Grenzschicht zwischen Bindegewebe und Nichtbindegewebe, wie beispielsweise Muskelfasern.

Eine Verdickung dieser Basalmembran erschwert den gesamten Stoffwechseltransport erheblich. Dr. Wendt hat diesen Zusammenhang auch für die Entstehung der Zuckerkrankheit verantwortlich gemacht. Um das für den Energiestoffwechsel notwendige Molekül Glukose durch die verdickte Basalmembran zu schleusen, ist ein höherer Druck notwendig. Deshalb häuft sich Glukose vermehrt im Blut an. Andererseits wird der Abtransport der entstandenen Stoffwechselschlacken gestört, worauf man die Entstehung des Weichteilrheumas zurückführen kann.

Tipp

Das Bindegewebe erstreckt sich über den ganzen Körper; deshalb können viele Säuremoleküle als Salze lange unbemerkt gespeichert werden. Ist die Speicherkapazität jedoch erschöpft, kommt es scheinbar aus heiterem Himmel zu einem Krankheitsausbruch.

Wechselwirkungen der Organe

Trotz der unterschiedlichen Funktionen der einzelnen Organe müssen sich diese gemeinsam auf die täglichen Anforderungen einstellen. Jeder Tag erfordert aufs Neue ihre „Fitness“. Will der Mensch fit sein, so müssen beziehungsweise sollten es auch die Organe sein, denn es herrscht ein ausgeklügeltes Zusammenspiel in unserem Körper:

- Der menschliche Körper ist täglich einer wechselnden Menge von Säuren und Basen ausgesetzt.
- Beim gesunden Organismus befindet sich das Gleichgewicht im basischen Bereich.
- Da im Stoffwechsel laufend Säuren produziert werden, muss der Organismus, damit sich das Milieu nicht ver-

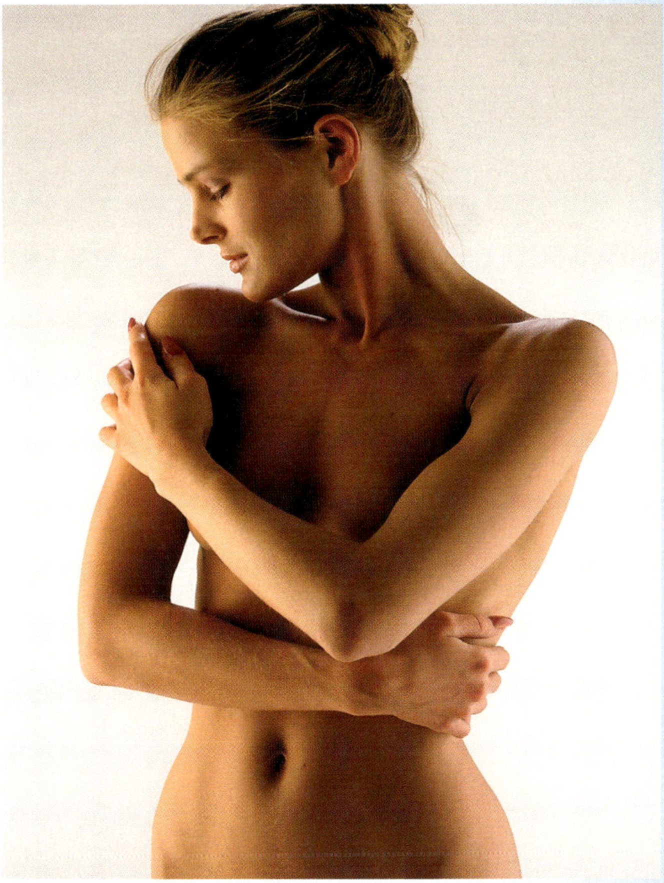

schiebt, diese Säuren durch Basen neutralisieren und ausscheidungsfähig machen.

- Wenn die Kapazität zur Neutralisierung erschöpft und der Säure-Basen-Haushalt nicht mehr im Gleichgewicht ist, werden die überschüssigen Säuren in Bindegewebe, Muskeln und Gelenken deponiert.

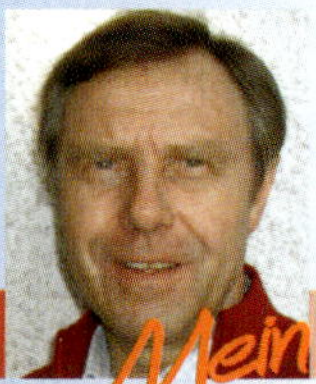

Mein Tipp

Machen Sie sich bewusst, dass Säuren und Basen wie Ebbe und Flut sind. Beide gehören zusammen und nur ihr gegenseitiges Wechselspiel hält den Organismus in der richtigen Spannung und Balance.

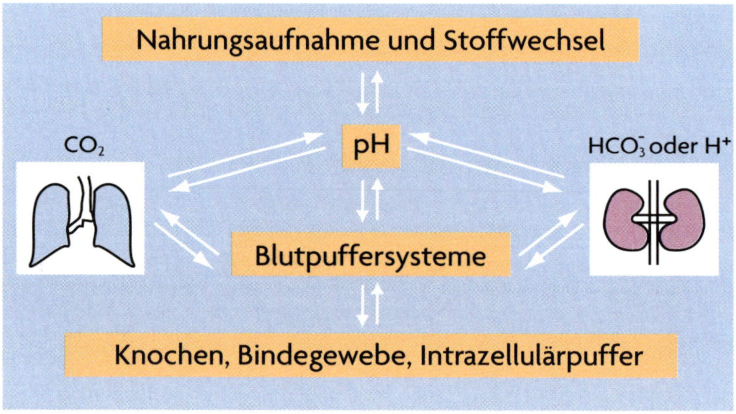

Wechselwirkungen im Säure-Basen-Haushalt

	Saurer Stoffwechsel	Basischer Stoffwechsel
Vegetative Nerven	Sympathikus erregt	Parasympathikus erregt
Temperatur	Fieberanstieg	Fieberabfall
Blutdruck	erhöht	gesenkt
Blutzucker	erhöht	gesenkt
Stoffwechsel	Anstieg	Abfall
Schlaf	Wachsein	Müdigkeit
Entzündung	erhöht	vermindert
Lymphgewebe	vermehrt	vermindert
Strahlenempfindlichkeit	erhöht	vermindert
Leistungsfähigkeit	rasche Ermüdung	große Ausdauer
Stimmung	oft gedrückt	oft gehoben
Gefäße	verengt	geweitet
Histamin = Allergiebereitschaft	aktiv	gebunden

In der folgenden Tabelle sind die wichtigsten Faktoren aufgelistet, die unseren Säure-Basen-Haushalt bestimmen und regulieren. Entscheidend ist zunächst die Art der Säureentstehung mit ihren möglichen lokalen Folgen, dann die Kapazität der Ausscheidungswege.

Basisgeschehen im Säure-Basen-Haushalt

1. Säureentstehung	aerob
	anaerob
	Bedeutung des Zitronensäurezyklus
2. Ausscheidungswege	Niere
	Lunge
	Leber
	Darm
	Haut
3. Magenfunktionen	Bildung von Natriumhydrogencarbonat
	Bildung von Salzsäure
4. Ernährung	= Nahrung x Verdauungskraft
5. Einflüsse des Lebens und der Umwelt	

Die einzelnen Vorgänge bei der Entstehung und Ausscheidung von Säuren werden im zweiten Teil dieses Buches noch eingehend erläutert. An dieser Stelle sei nur auf einige Besonderheiten hingewiesen.

Der Magen ist eigentlich nur als Säurelieferant bekannt; viel wichtiger aber ist die Tatsache, dass dort der Basenstoff Natriumhydrogencarbonat gebildet wird, der als wichtigste Puffersubstanz das Säure-Basen-Gleichgewicht im Körper regelt.

Dass die Ernährung eine sehr wichtige Rolle für die Balance des Säure-Basen-Haushalts spielt, ist bekannt. Dabei ist aber zu bedenken, dass die Nahrungsmittel sich auf dem Hindernisweg durch die Darmstraße völlig verändern können. Selbst Produkte, die in ihrer Struktur ausgesprochen basisch sind, können am Ende Säuren produzieren.

Schließlich ist auch der Zustand unseres Nervenkostüms von Bedeutung, ebenso wie die möglicherweise belastenden Erfordernisse des täglichen Lebens, denen wir uns nicht entziehen können.

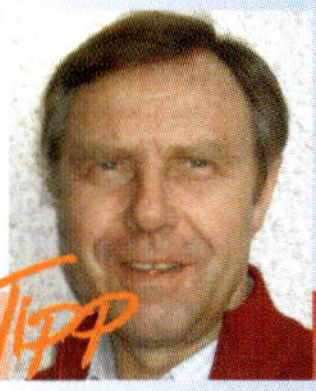

Mein Tipp

Versuchen Sie im Alltag nicht zu viel Hektik aufkommen zu lassen. Jede Form von negativem Stress produziert Säure im Körper.

Info

Der Zitronensäurezyklus bezeichnet eine zyklische Reaktionsfolge des Zellstoffwechsels, die der Energiegewinnung aus Kohlenhydraten, Amino- und Fettsäuren dient.

Fitnessblockaden

Übersäuerungszustände führen zu Fitnessblockaden ganz unterschiedlicher Art. So hemmt übermäßiger Stress unseren natürlichen Aktivitätsdrang. Schleichende Ablagerungen im Bindegewebe sowie in Sehnen und Muskeln führen auf lange Sicht zu unangenehmen Beschwerden. Und wenn Restgifte von Krankheitserregern aufgrund einer Übersäuerung nicht zur Ausscheidung gelangen, fühlen wir uns nach einer Infektion möglicherweise noch wochenlang schwach.

Was die Energiegewinnung blockiert

Ein großer Teil unserer Energiegewinnung läuft über die „Zuckerverbrennung", also die Verarbeitung der Glucosemoleküle. Dabei entsteht eine ganze Energiekaskade, die idealerweise im Zitronensäurezyklus endet. Im Verlauf dieser Kaskade sind aber entscheidende Blockierungen möglich.

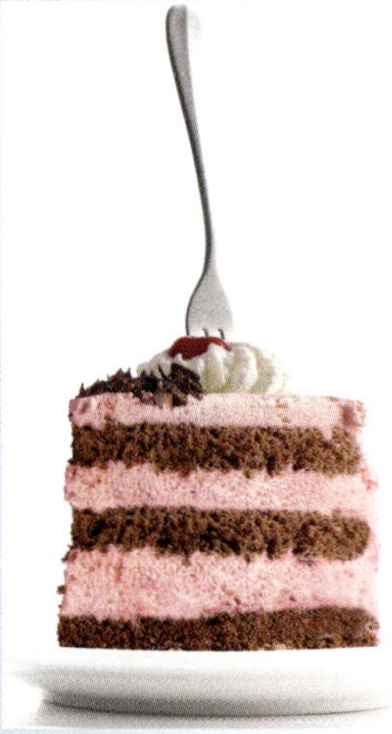

- Zu wenig Sauerstoff: Fehlt Sauerstoff, weil wir uns nicht ausreichend bewegen, durch Müdigkeit zu flach atmen oder unser Atemzentrum durch Alkohol und Medikamente betäuben, so ist ein erster Schritt dieser Energiegewinnung gestört. Die Sauerstoffversorgung wird auch durch eine Herzerkrankung oder Altersherzschwäche beeinträchtigt.
- Die Einheit von Zucker und Fett: Eine Störung tritt auch ein, wenn zu viele Zuckermoleküle mit zu vielen Fettsäuremolekülen zusamenkommen. Beispielsweise bei einer fettreichen Mahlzeit mit einem schönen Stück Sahnetorte als Dessert hemmen die Fettsäuren den Abbau der Zuckermoleküle. Es bilden sich große Mengen Milchsäure.
- Alkohol: Zu viel Alkohol führt zu vermehrter Bildung von Essigsäure, die sich am nächsten Tag durch Müdigkeit in allen Muskeln bemerkbar macht. Erst wenn die lähmende Essigsäure abgebaut und ausgeschieden wurde, lässt der typische Kater nach.

- **Vitamin B_1:** Mangelt es an Vitamin B_1, muss der Körper auf einen Hilfsstoffwechsel umschalten, den „anaeroben" (ohne Sauerstoff) Energiestoffwechsel. Dieser liefert aber nur 8 Prozent der Energie des „aeroben" (mit Sauerstoff) Stoffwechsels. Dabei fällt zusätzlich Milchsäure an, die zwar über die Leber wieder abgebaut wird, aber den Körper für den Augenblick in ein krankhaftes Energiedefizit bringt.

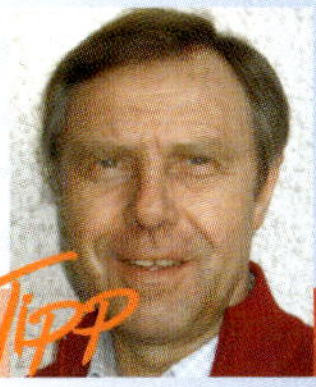

Mein Tipp

Kauen Sie alle Speisen gründlich, damit erleichtern Sie ihrem Körper die Verdauungsarbeit und steigern Ihr Wohlbefinden.

Saurer Darm, saurer Körper

Ob Sie die Nahrung jetzt gut gekaut oder schnell hinuntergeschlungen haben, es gelangt alles in den Magen. Hier erfüllt die Salzsäure ihre Pflicht, desinfiziert die Nahrung, schließt sie auf, bereitet sie vor. Schlecht gekaute Nahrungsbrocken brauchen jedoch länger zur Aufbereitung und liegen deshalb buchstäblich wie ein Stein im Magen. Hinzu kommt, dass der Magen sich dann nicht so schnell entleeren kann.

Gelangt die erste Portion sauren Speisebreis vom Magen in den Zwölffingerdarm, muss eine Neutralisation vom pH 1–4 des Magens (siehe Seite 18) zum pH 8 des Zwölffingerdarms stattfinden! Das ist ein Riesensprung im Säure-Basen-Geschehen! Erst, wenn diese erste Portion neutralisiert ist, geht es weiter. Ist die Basenproduktion insgesamt schon erschöpft und hat der Bauchspeichel aus der Bauchspeicheldrüse nicht mehr die volle Kraft, kann das dauern. Ein unangenehmes Völlegefühl ist die Folge.

Verdauungsstörungen

Normalerweise wird der Speisebrei im Dünndarm mithilfe der Verdauungssäfte problemlos verarbeitet. Der Dünndarm selbst ist frei von Bakterien, erst im Dickdarm gibt es eine körpereigene Bakterienflora. Steigen aber durch chronische Störungen Bakterien auf, bietet sich einer krankhaften Gärung im Dünndarm ein ideales Milieu: Bakterien, eine meist gärfreudige zellulosehaltige Nahrung und eine Temperatur von 37 °C.

Die Darmzotten „handeln" oft klüger als der Mensch: Sie verweigern die Aufnahme von Säuren, und deshalb verlässt ein halb verdauter Speisebrei uneingedickt den Darm. So erklärt sich der Durchfall nach

Info

Bleibt ein Durchfall über mehrere Tage bestehen, so ist eine krankhafte Darmbesiedelung durch Bakterien möglich, die medizinisch behandelt werden muss.

einer zu säurereichen Mahlzeit. Es kann also eine Wohltat sein, wenn sich der Darm rascher als sonst seines Ballasts entledigt, und viele Menschen fühlen sich danach tatsächlich wohler.

Säurelieferanten

Nun haben Sie schon einiges über Säuren und Basen erfahren. Kommen wir also zu der Frage: Welche Säuren sind für den Menschen bedeutsam beziehungsweise schädlich?

- **Harnsäure aus Fleischverzehr und Zellabbau:** Die Folgen eines Harnsäureüberschusses haben schon viele als Gichtzehe erlebt. Aber auch ein diffuses Ziehen in Muskeln und Gelenken kann von einem erhöhten Harnsäurespiegel kommen.
- **Milchsäure durch körperliche Anstrengung:** Milchsäure entsteht durch Sauerstoffmangel im Gewebe. Das ist zwar grundsätzlich kein Problem, denn sie kann wieder abgebaut werden. Dennoch sollten wir darauf achten, dass grundsätzlich genügend Sauerstoff im Gewebe und auch genügend basisches Puffermaterial vorhanden sind.
- **Kaffeesäure aus Kaffeekonsum:** Kaffee ist ein Genussmittel, auf das Sie nicht ganz verzichten müssen, aber das Maß sollte stimmen. Trinken Sie nicht mehr als 1–2 Tassen pro Tag.

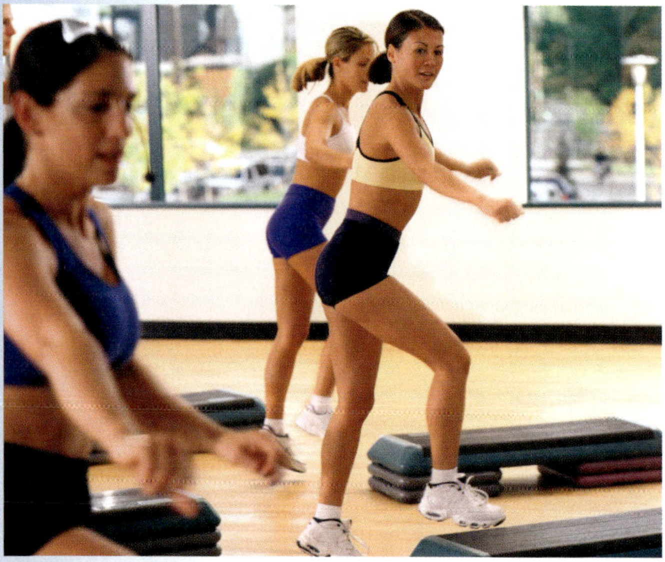

- **Gerbsäure aus schwarzem und grünem Tee:** Auch hier gilt, Maß halten, denn selbst grüner Tee produziert Säure. Brühen Sie deshalb Ihren Tee dünn auf.
- **Essigsäure aus Süßwaren und Alkohol:** Bei Süßwaren und Alkohol sollte Qualität vor Quantität stehen. Trinken Sie lieber nur hin und wieder ein Glas guten Wein oder genießen Sie ein paar erlesene Pralinen.

- Schwefelsäure aus Schweinefleisch: Fleisch, also tierisches Eiweiß, hat eine wichtige Bedeutung im Körper, zu viel schadet allerdings der Basalmembran. Wechseln Sie die Fleischsorten und nehmen Sie auch fleischlose Tage in Ihren Wochenplan auf.
- Salpetersäure aus gepökelten Fleischprodukten: Wenn es vertragen wird, kann auch alle paar Wochen Gepökeltes genossen werden.
- Salzsäure durch Stress, Wut, Angst und Ärger: Das ist ein nicht zu unterschätzender Faktor. Ich versuche meine Patienten im Praxisalltag aufzuklären, denn oft ist schon das Aufdecken der Probleme eine große Hilfe. Trotzdem sind diese Alltagsprobleme natürlich am schwierigsten zu bewältigen.
- Schwefelsäure, Kohlendioxid und Kohlenmonoxid aus Zigarettenrauch: Jeder Raucher trägt die Verantwortung für sein Handeln selbst. Er sollte aber Rücksicht auf andere nehmen, insbesondere auf Kinder, die die belastenden Substanzen einatmen müssen. Es gibt auch Fälle von passiv rauchenden Ehefrauen, die an Krebs in den Atemwegen erkrankt sind.
- Oxalsäure aus Rhabarber und Spinat: Der Genuss von Rhabarber und Spinat ist unproblematisch, solange diese Gemüse nicht jede Woche zubereitet werden.

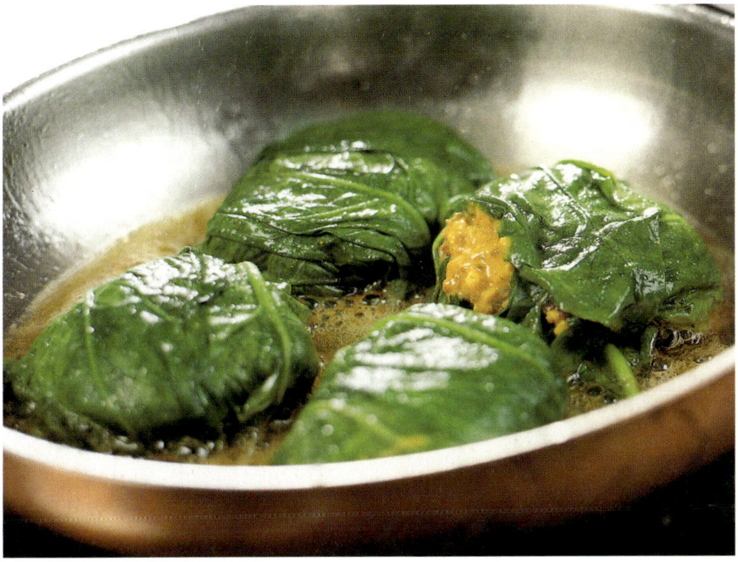

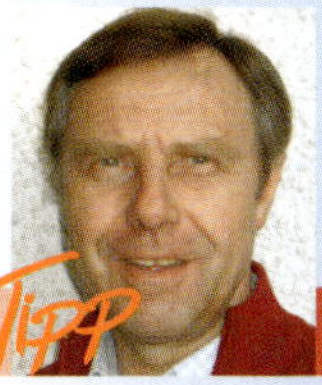

Mein Tipp

Sie kennen sicherlich dieses Gefühl: Alles, was verboten ist, schmeckt besonders gut. Drehen Sie doch den Spieß einfach um, und genießen Sie die weniger gesunden Dinge ganz bewusst. Achten Sie auf Qualität und schränken Sie lieber die Menge ein.

Folgen der Übersäuerung

Erste Anzeichen einer Übersäuerung sind Müdigkeit, Kopfschmerzen, Konzentrationsschwäche, Schlafstörungen, Herz- und Kreislaufschwäche sowie Leistungsabfall.

Die Betroffenen sind einfach nicht mehr fit, aber die Ursache wird leider oft viel zu spät erkannt. Wenn der Zustand auf Dauer nicht behoben wird, können die folgenden Krankheitssymptome auftreten:

Allgemeiner Energiezustand

Chronische Müdigkeit, selbst nach einer längeren Schlafphase – Antriebsschwäche – Gefühl der Schwere in Armen und Beinen – kalte Hände und Füße – erhöhte Anfälligkeit für Infektionen – Wechseljahresbeschwerden der Frau, aber auch des Mannes – Depressionen – Gemütsschwankungen – Schwangerschaftsübelkeit – Ohrgeräusche

Kopfbereich

Häufige Kopfschmerzen ohne ersichtliche Ursache – Migräne – blasse Gesichtsfarbe – empfindliche Augen mit Entzündungen der Bindehaut, der Hornhaut und der Lidränder – häufige Erkältungen und Stirn- und Nasennebenhöhlenentzüdungen – vergrößerte Mandeln und wiederkehrende Mandel- und Halsentzündungen – Polypen – allergische Reaktionen – empfindliche Reaktionen der Zähne auf kalte und heiße Speisen – Karies – wechselnde Zahnschmerzen ohne Befund – Zahnfleischentzündungen undZahnfleischschwund – eingerissene Mundwinkel

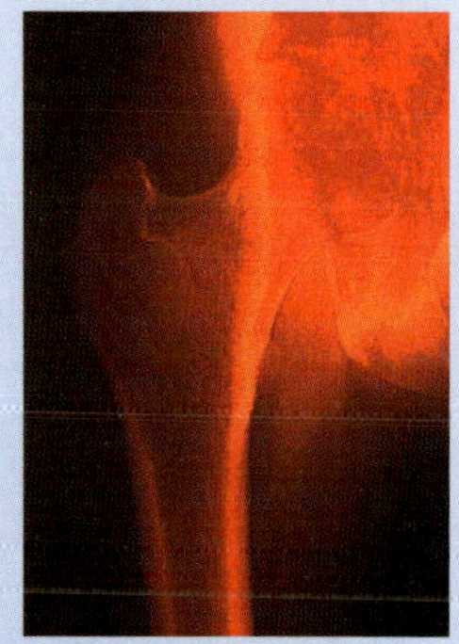

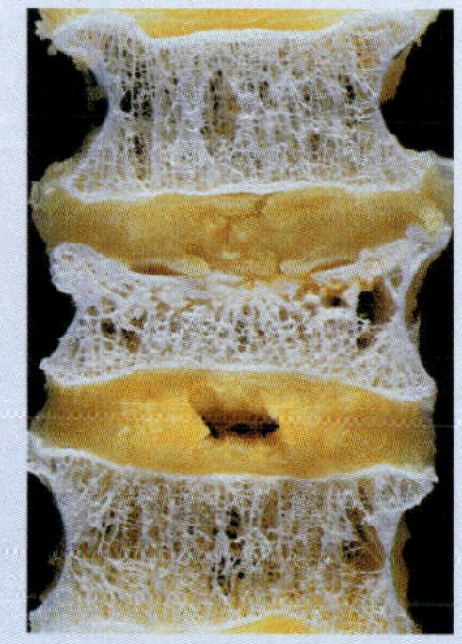

Brustbereich

Sodbrennen mit saurem Aufstoßen – Magenkrämpfe, Magenschmerzen und Magenschleimhautentzündungen bis hin zum Magengeschwür – Gallensteine – Darmkrämpfe – unklare Herzbeschwerden – Herzstolpern

Verdauungsorgane

Brennen beim Stuhlgang – Bildung von Analekzemen – Reizblase – Nieren- und Blasensteine – ständig übersäuerter Urin

Wirbelsäule und Gelenke

Muskelschmerzen – verzögerte Heilung nach Knochenbrüchen – Osteoporose (Kalkmangel durch Calciumabbau in den Knochen) – Neigung zu spontanen Knochenbrüchen bei älteren Menschen – Rheuma, besonders Weichteilrheuma – Arthrose – Arthritis – Bandscheibenvorfall

Haut und Anhangsgebilde

Brüchigkeit von Nägeln und Nagelverformungen – Akne – trockene Haut mit Neigung zu Hautentzündungen – Entzündungen und Ekzembildung der Körperöffnungen – Hautpilzerkrankung – wechselnder Juckreiz bis hin zum Nesselfieberausschlag – Schweißgeruch durch sauren Schweiß

Links: Hüftknochen mit Osteoporose im Röntgenbild
Rechts: Anatomisches Präparat einer von Osteoporose angegriffenen Knochenstruktur

Messparameter

Es gibt verschiedene Möglichkeiten, den Säuregehalt im Körper zu messen. Erste Hinweise auf eine mögliche Übersäuerung geben Aussehen und Zustand von Haut, Nägeln, Zunge, Mund und Haaren. pH-Messungen im Urin können im Selbsttest durchgeführt werden; aufwändiger, aber auch genauer sind Laboruntersuchungen von Blut und Urin.

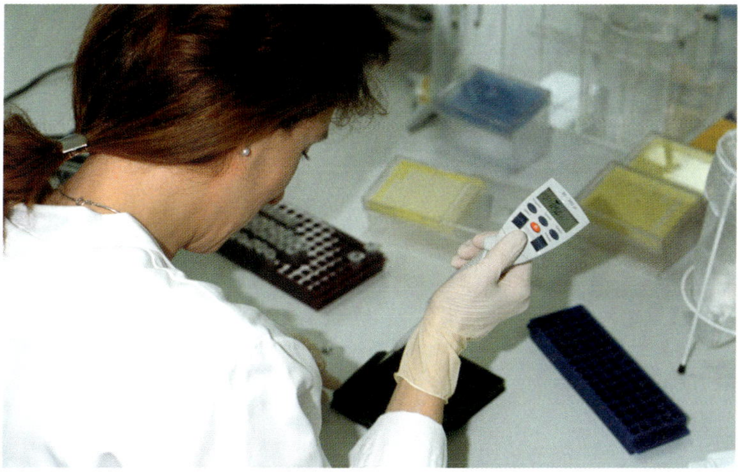

Tipp

So wie Sie routinemäßig andere Blutwerte bestimmen lassen, sollten für Sie auch Messungen der Säure-Basen-Wertigkeit im Körper selbstverständlich sein.

Kennzeichen der Humoraldiagnostik

Humoraldiagnostik heißt, aus dem Zustand der Körpersäfte eine Diagnose über die Körperbeschaffenheit zu stellen. Betrachten wir also Zustand und Aussehen von Haut, Haaren und Nägeln sowie von Augenbindehaut, Mund und Zunge.

Farbe der Haut

Idealerweise hat der Nordeuropäer eine leicht rosafarbene Haut, wie wir es hierzulande bei gesunden Kindern und Säuglingen beobachten können. Die bei der Haut Erwachsener häufigen Verfärbungen deuten auf Funktionsstörungen beziehungsweise Erkrankungen hin.

Farbe der Haut	Zeichen für
Blass bis weißlich	Blutarmut, Verengung der feinen Bluthaargefäße
Rot bis blaurötlich	Zyanose (Abnahme des Sauerstoffgehaltes), Erweiterung der feinen Haargefäße
Graufahl, schmutzig grau	chronische Verstopfung, chronische Selbstvergiftung (aus dem Darm), Missbrauch von Abführmitteln und Nikotin
Gelblich	Einlagerung von Gallenfarbstoff, Erkrankungen von Leber und Gallenblase
Grünlich	akute Giftüberlastung, zum Beispiel bei einem beginnenden Infekt oder einer plötzlichen Magen-Darm-Erkrankung
Bräunlich-fleckig (unter den Augen, unter den Brüsten, in den Achselhöhlen)	Schadstoffe (Eiweißfäulnisprodukte), die über den Schweiß ausgeschieden werden
Pigmentveränderungen oder Warzen bei älteren Menschen	Schadstoffe (Eiweißfäulnisprodukte), die über den Schweiß ausgeschieden werden

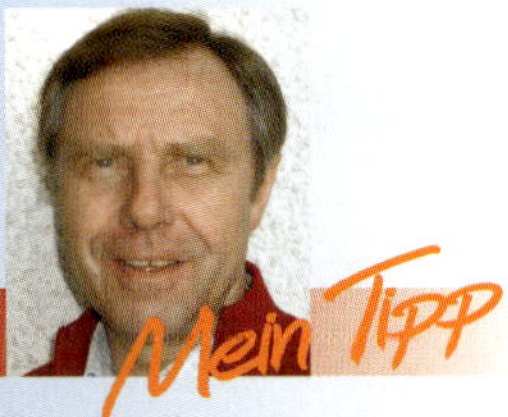

Achten Sie auf Verfärbungen der Haut. Diese geben Aufschluss über ein Ungleichgewicht im Körper. So können Sie frühzeitig gegensteuern und möglichen Erkrankungen vorbeugen.

Oberfläche der Haut

Eine gesunde Haut ist rosig, samtartig, weich, glatt, glänzend und rein – ein Aussehen, das heute von den meisten Frauen, auch beeinflusst durch entsprechende Werbung, gewünscht wird. Entspricht das Aussehen diesen Anforderungen nicht oder nicht mehr, so versprechen die Erzeugnisse der Kosmetikindustrie oder die Mittel der kosmetischen Chirurgie Hilfe. Doch damit werden Symptome und keine Ursachen bekämpft!

Ich möchte Ihnen hingegen zeigen, wie Sie auf eigentlich ganz einfache Weise vieles von Ihrer natürlichen Schönheit erhalten und auch wieder erreichen können!

Tonus der Haut

Die Haut sollte sich dank ihres dichten, prall-elastisch gespannten Gewebes fest an den Körper anschmiegen. Hebt man seitlich unter dem

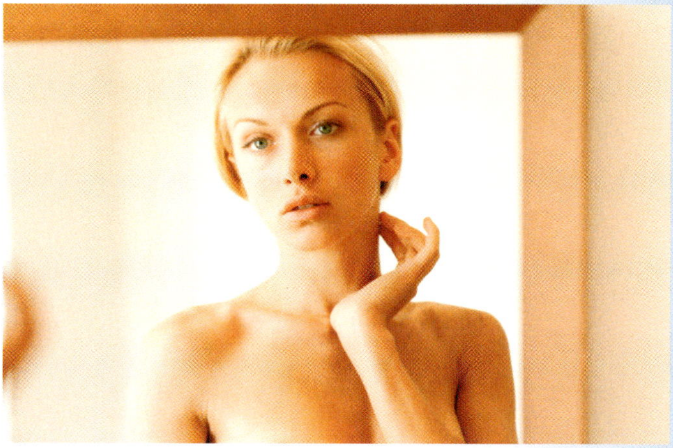

Auge (am Jochbogen) mit zwei Fingern eine Hautfalte ab, so sollte die Haut mit einem gesunden, vitalen Gewebe die Falte umgehend wieder verschwinden lassen. Gleichermaßen kann man auf dem Handrücken eine Hautfalte abheben. Auch diese sollte sich sofort wieder glätten. Bleibt die Falte stehen, ist das ein Hinweis auf eine leichte bis schwere Austrocknung, Sie leiden dann an akutem Wassermangel.

Bei älteren Menschen gehört die Handprobe für mich zur Routineuntersuchung, um eine Austrocknung festzustellen. Es kann nicht oft und eindringlich genug gesagt werden: Trinken Sie doch bitte mehr Wasser!

Test

Machen Sie bei sich selbst diese einfache Probe: Heben Sie mit Daumen und Zeigefinger eine Hautfalte auf dem Handrücken ab. Wenn die Haut sich anschließend nicht sofort wieder glättet, müssen Sie mehr trinken!

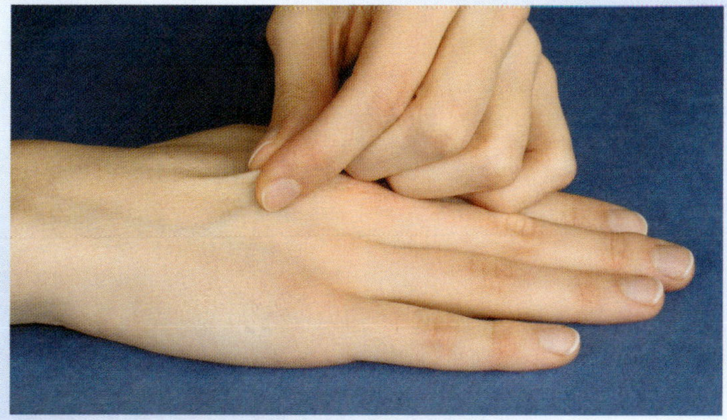

Tipp

Geben Sie sich nicht mit stumpfen, spröden Haaren zufrieden. Wo weder Spülungen noch Tinkturen helfen, kann eine Entsäuerung des Körpers wahre Wunder wirken. Es dauert sicherlich etwas, bis man den Erfolg sieht, aber nachhaltig schönes Haar ist die Mühe wert.

Haarpracht

Das gesunde Haar ist seidig glänzend, elastisch, von lebhafter Farbe, anschmiegsam und meist leicht gewellt. Der Zustand des Haars hängt aber vom Zustand der Körpersäfte ab, die die Haarpapillen und die Haaröl produzierenden Drüsen versorgen. Je nach Schädigungsdauer und -intensität fetten die Haare zuerst rasch und werden dann strähnig und schmutzig; später wird das Haar trocken, struppig, spröde und glanzlos; schließlich treten Schuppen auf. Im weiteren Verlauf wird das Haar dünner, die Spitzen spalten sich und die Haare können am Ende sogar ausfallen.

Viele Frauen klagen heute über Haarprobleme, denn das Haar zeigt relativ früh eine Übersäuerung an.

Nägel

Gesunde Finger- und Fußnägel sind kräftig, elastisch, glatt, glänzend, gut gewölbt und oval mit ausgeprägtem weißen Mond. Längsverdickungen sind ein Zeichen für die starke Verunreinigung des Blutes durch Reizstoffe. Querverdickungen bedeuten zeitweilige Lähmungszustände mit Mangelproduktion der Nagelfalz. Splittern oder leichtes Einreißen der Nägel weist auf einen Mangel an Mineralstoffen hin, speziell an Calcium und Kieselsäure.

Augenbindehaut

Blässe der Augenbindehaut lässt meist auf Blutarmut schließen, eine hochrote Verfärbung ist Zeichen einer Entzündung. Dies kann sowohl durch äußere Einflüsse bedingt sein (unpassende Brille, Fernsehen, Zugluft, Zigarettenrauch) als auch durch innere.

Mit der Tränenflüssigkeit können Säuren und Giftstoffe ausgeschieden werden, die dann vielleicht die Augenbindehaut reizen. Auch ein Blick auf die Tränenstraße selbst kann aufschlussreich sein: Ein bräunlich verfärbter Hautstreifen, der vom Außenwinkel des Auges seitwärts führt, entsteht durch die Tränenflüssigkeit, die während des Schlafes abfließt.

Morgendliche Verkrustungen am Innenwinkel des Auges beruhen darauf, dass sich während des Schlafes Ausscheidungsprodukte auskristallisiert haben.

Mund

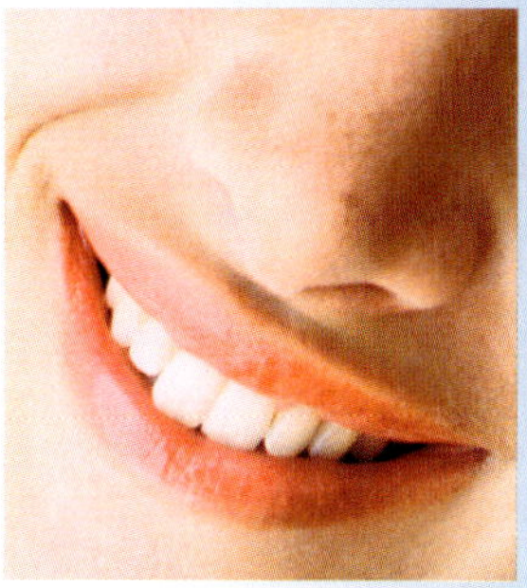

Normalerweise ist die Mundspalte gerade, die Mundwinkel von Ober- und Unterlippe sind deutlich zu unterscheiden. In einer ersten Vergiftungsphase rollen sich die Lippen nach außen, das Lippenrot ist vermehrt sichtbar. Bei einer fortschreitenden Vergiftung färbt sich der Mund dunkel, wird schmaler, bis man schließlich nur noch einen „Mundspalt" sieht.

Zunge

Die Zunge sollte klein (ohne Schwellung), gleichmäßg rosarot, feucht und ohne Belag sein. Eine trockene Zunge weist auf den Lähmungszustand der Speicheldrüsen hin. Ist der Mund ganz trocken, dann fehlen bereits 2–3 Glas Wasser! Ein dicker, weißer oder gelblicher Belag findet sich bei übermäßigem Nikotingenuss und ausgeprägten Störungen im Magen-Darm-Kanal. Eine hochrote Zunge mit Rissen und Zerklüftungen, lässt auf eine starke Übersäuerung schließen.

Tipp

Betrachten Sie regelmäßig Ihre Zunge im Spiegel. Hier können Sie selbst erste Hinweise auf eine Übersäuerung oder Störungen des Magen-Darm-Traktes sehen.

Mundgeruch

Beim Mundgeruch kommt es darauf an, ob die Ursache im Mundraum selbst, im Bronchialbereich oder im Magen-Darm-Kanal zu suchen ist. Im Mundraum kann die Zersetzung von Nahrungsmitteln, deren Reste in den Zahnzwischenräumen lagern, Schwefelverbindungen mit Fäulnisgeruch freisetzen. Bei Veränderungen im Bronchialbereich werden Geruchsstoffe ausgeatmet; bei Krankheiten im Magen-Darm-Kanal zum Beispiel werden die entstandenen Geruchsstoffe über das Blut zur Lunge geleitet und dann abgeatmet.

Selbstmessung des pH-Wertes

Die beiden Nieren haben eine entscheidende Funktion bei der Ausscheidung von Säuren. Wir wissen, dass sich vieles im Bindegewebe abspielt. Dort sind aber pH-Messungen nur im Rahmen wissenschaftlicher Untersuchungen möglich. Und da die Nieren den „Vorfluter" Bindegewebe reinigen und entsäuern, ist der pH-Wert des Urins eine Messzahl für die Säureausscheidung und ein Maßstab für die gesamte Stoffwechselsituation im Körper.

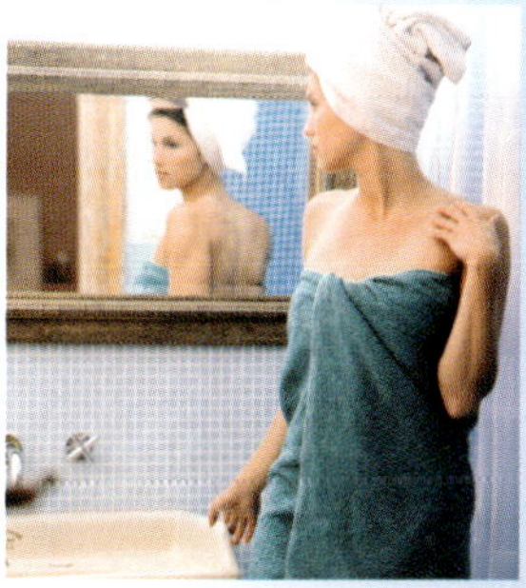

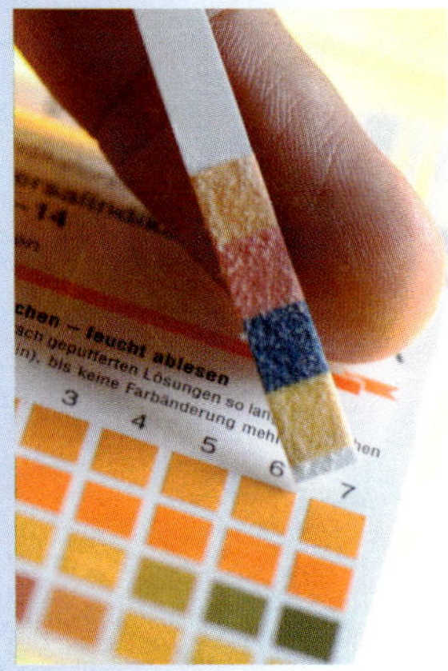

So wird's gemacht

Es ist ganz einfach, sich einen Überblick über den persönlichen Säure-Basen-Zustand zu verschaffen. Kaufen Sie in der Apotheke oder Drogerie pH-Messstreifen; ideal sind die Streifen mit einem Messbereich zwischen pH 5,2 und 7,4. Messen Sie an einem beliebigen Tag (ohne Einnahme von Basentabletten oder Mineralien) den pH-Wert jeder Urinportion. Der pH des Morgenurins wird sauer mit dem Wert 5 sein. Das ist normal, scheidet doch der Körper in der Nacht die Säuren aus dem Bindegewebe aus. Bleibt der pH-Wert jedoch auch tagsüber bei 5–6, so liegt der dringende Verdacht auf eine Gewebeübersäuerung nahe. Erst wenn der pH-Wert 7 erreicht, zeigt er an, dass auch Basen ausgeschieden werden und der Körper sich im Moment von der Säurelast befreit hat.

Achtung bei Rheuma

Eine Ausnahme sind Rheumapatienten, bei denen es der Körper paradoxerweise nicht mehr schafft, seine Säuren auszuscheiden. Die pH-Werte liegen bei 7 und noch höher! Das ist aber kein Grund zur Entwarnung, denn auch bei dieser Krankheit sollten im Verlauf der Entsäuerung wechselnde saure pH-Werte im Urin zu messen sein.

Info

Je dunkler der Urin, umso konzentrierter ist er. Meist hat er dann auch einen scharfen Geruch. Ideal ist eine hellgelbe Farbe.

Im weiteren Tagesverlauf sollte der pH-Wert wenigstens einmal, besser zweimal einen Wert von 7 oder mehr erreichen. In der langfristigen Behandlung sollte der morgendliche pH-Wert des Urins bei 7–7,5 liegen. Dieser Wert entspricht dem Gleichgewichtssollwert des Blutes und zeigt an, dass die Nieren keinen Säureüberschuss aus dem Gewebe auszuscheiden haben. Die Nieren haben zwar ihre höchste Ausscheidungskraft bei pH 5,4, doch aufgrund oft nicht erkannter Vorerkrankungen sollte die Nierenfunktion nicht ausgereizt werden. Abendliche Basengaben verringern diese Gefahr.

Zu Beginn einer Entsäuerungskur werden die günstigen pH-Werte nur zögernd erreicht; Männer brauchen meist länger als Frauen. Sie werden auch merken, dass die Werte rasch wieder sinken, wenn Sie keine Basen mehr einnehmen oder zu wenig Basengerichte essen.

Die Selbstbehandlung ist eigentlich unproblematisch. Es könnte jedoch durch die verstärkte Ausscheidung über die Nieren eine alte „schlummernde“ Harnwegsentzündung akut werden und eine Behandlung beim Arzt mit einem Antibiotikum notwendig machen. Nach Abklingen setzen Sie die Entsäuerung einfach fort.

Tipp

Achten Sie immer auf warme Füße! Nach der Energielehre schaden kalte Füße dem ganzen Körper. Denn erst wenn die Füße warm werden, wird auch der Körper warm.

Blut-, Urin- und Laktatmessung aus dem Labor

Die Selbstmessung der pH-Werte im Urin gibt hinreichend Aufschluss über das Säure-Basen-Geschehen im Körper. Will man jedoch eine noch genauere Aussage erhalten, führen Titrationsmessungen von Blut und Urin weiter.

Am besten wenden Sie sich hierfür an einen Therapeuten, der sich mit dieser Thematik schon beschäftigt hat. Obwohl Säure-Basen-Haushalt und Entsäuerung Biochemie – also Schulmedizin – sind, kommt von dort immer wieder die Bemerkung: Der Körper regelt das alles von ganz alleine!

Natürlich regelt unser Organsimus alles wunderbar, er kann das aber nur, wenn die Verhältnisse stimmen (siehe auch Schaubild Seite 24). Und die Sache ist nicht ganz so einfach!

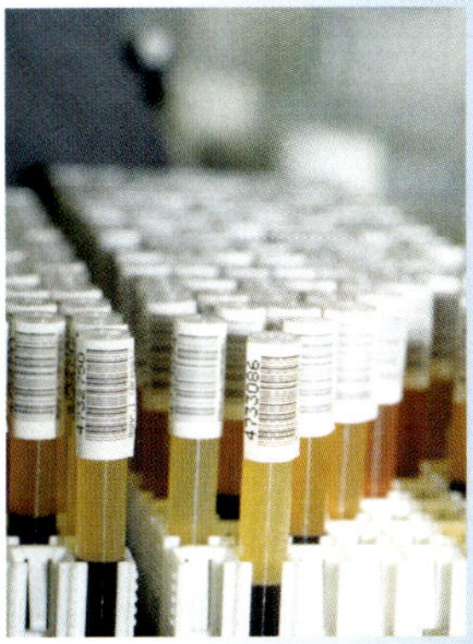

Blutmessungen

Beim Blut ist die Messung des pH-Wertes allein kaum aussagekräftig, da der Körper den Wert ohnehin in starren Grenzen hält. Erst die Blutmessmethode nach Jörgensen kann Hinweise auf eine Zellübersäuerung geben. Diese Methode kann allerdings nur gleich nach der Blutentnahme in einer Praxis angewandt werden.

Die Blutuntersuchung im Dunkelfeld ist eine weitere Möglichkeit, Übersäuerung zu diagnostizieren. Prof. Dr. Günther Enderlein hat diese Methode erforscht. Normalerweise schwimmen die roten Blutkörperchen völlig frei in unseren Gefäßen. Durch die Zunahme einer wie auch immer gearteten Säurebelastung verklumpen sie aber und kleben dann aneinander wie kleine Magneten. Dieser Zustand wird auch als „Geldrollenbildung“ bezeichnet (siehe auch Abbildung Seite 20).

Bei Patienten mit Schwindelzuständen ist häufig eine „Geldrollenbildung“ die Ursache. In der Praxis kann eine sofortige Infusion helfen und sogar einen drohenden Schlaganfall abwenden.

Tipp

Wenn Ihnen selbst einmal schwindelig wird, trinken Sie rasch 1–2 Glas Wasser! Das Wasser verdünnt das Blut, sodass es wieder besser fließen kann. Der Schwindel lässt dann nach.

Urinmessung nach Sander

Friedrich Sander war als Biochemiker ein Pionier in der Säure-Basen-Forschung und hat durch die Entwicklung seines Urintests die Bewegungsabläufe des Säure-Basen-Haushalts erfasst.

Am Testtag müssen 5 Harnproben, jeweils um 6, 9, 12, 15 und 18 Uhr, gesammelt werden. Die Mahlzeiten sollten nach der 6-Uhr-, der 12-Uhr- und der 18-Uhr-Urinabnahme eingenommen werden. Die Proben für die Urinmessung nach Sander können zu Hause abgenommen und anschließend mit dem Beiblatt zur Auflistung der eingenommenen Mahlzeiten an ein Labor versandt werden. Nicht viele Labors führen diese Messungen durch. Adressen finden Sie im Anhang.

Beispiele für die Ergebnisse der Urinuntersuchung nach Sander sind in dem rechts abgebildeten Diagramm zu sehen. Die Kurve A ist die Kurve eines gesunden, die Kurve B die eines hochgradig übersäuerten und die Kurve C die eines in der ebenfalls ungünstigen Basenstarre befindlichen Menschen (äußerst selten).

Laktatmessung

Auch eine Laktat-, das heißt Milchsäuremessung gibt Aufschluss über die Übersäuerung des Körpers.

Befindet sich der Patient oder die Patientin im ausgeglichenen Ruhezustand, wird der Messwert sehr niedrig sein, zumindest dann, wenn keine Stoffwechselerkrankungen wie zum Beispiel ein starker Diabetes mellitus vorliegen.

Bei Belastung eines untrainierten Körpers, der keine Basenreserven im Blut und in der Muskulatur hat, wird sich der Laktatspiegel ziemlich rasch erhöhen.

Bei einem sportlich aktiveren Menschen, der regelmäßig Sport treibt, wird sich der Milchsäurespiegel in seinen „Arbeitsbereich“ einpendeln, also an der aerob-anaeroben Schwelle, wie es die Sportmediziner ausdrücken.

Mögliche Ergebnisse einer Urinuntersuchung

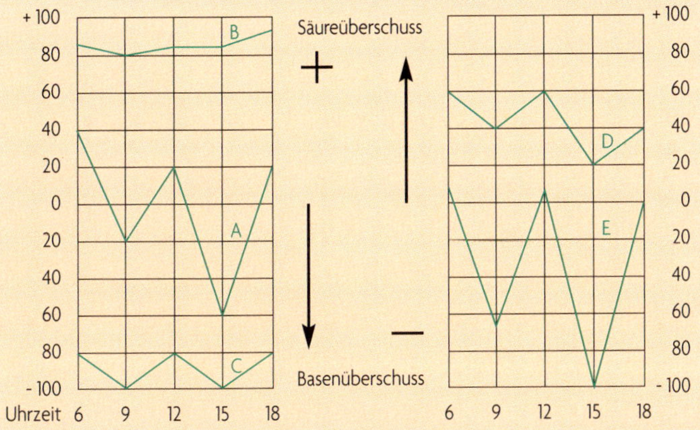

Interpretation des Tests

Die Kurve beim Gesunden (A) ist so zu deuten: Im 6-Uhr-Urin (Morgenurin) werden die normalen, im Stoffwechsel anfallenden sauren Stoffwechselschlacken der Nacht ausgeschieden. Etwa 2–3 Stunden nach einer Mahlzeit hat der gesunde Mensch zur Einleitung der normalen Verdauung eine Basenflut im Körper. Diese Reaktion ist nach dem Frühstück im 9-Uhr-Urin zu messen. Eine stärkere Reaktion ist dann nach dem Mittagessen im 15-Uhr-Urin festzustellen.

Bei Menschen mit einem gestörten Säure-Basen-Haushalt fehlt nun, wie die Kurven B und C zeigen, die Ausgleichsfähigkeit des Körpers; der rhythmische Wechsel des Säure-Basen-Geschehens ist kaum mehr angedeutet. Durch Umstellung der Ernährung und der Lebensweise sowie durch Einnahme von Basen kann die normale Ausgleichsfähigkeit wiederhergestellt werden, wie die Kurven D und E zeigen.

Info

In meiner Praxis habe ich festgestellt, dass nach einer Normalisierung des Säure-Basen-Haushalts bei Patienten alte rheumatische Gelenkbeschwerden ebenso wie chronische Verdauungsbeschwerden, Kopfschmerzen und Müdigkeit verschwinden.

Info

Der Sander-Test zeigt genau an, in welchem Übersäuerungsbereich Sie sich aktuell befinden. Auf Grundlage dieser Werte kann eine differenzierte Entsäuerung eingeleitet werden, damit Sie bald wieder gesund und fit sind.

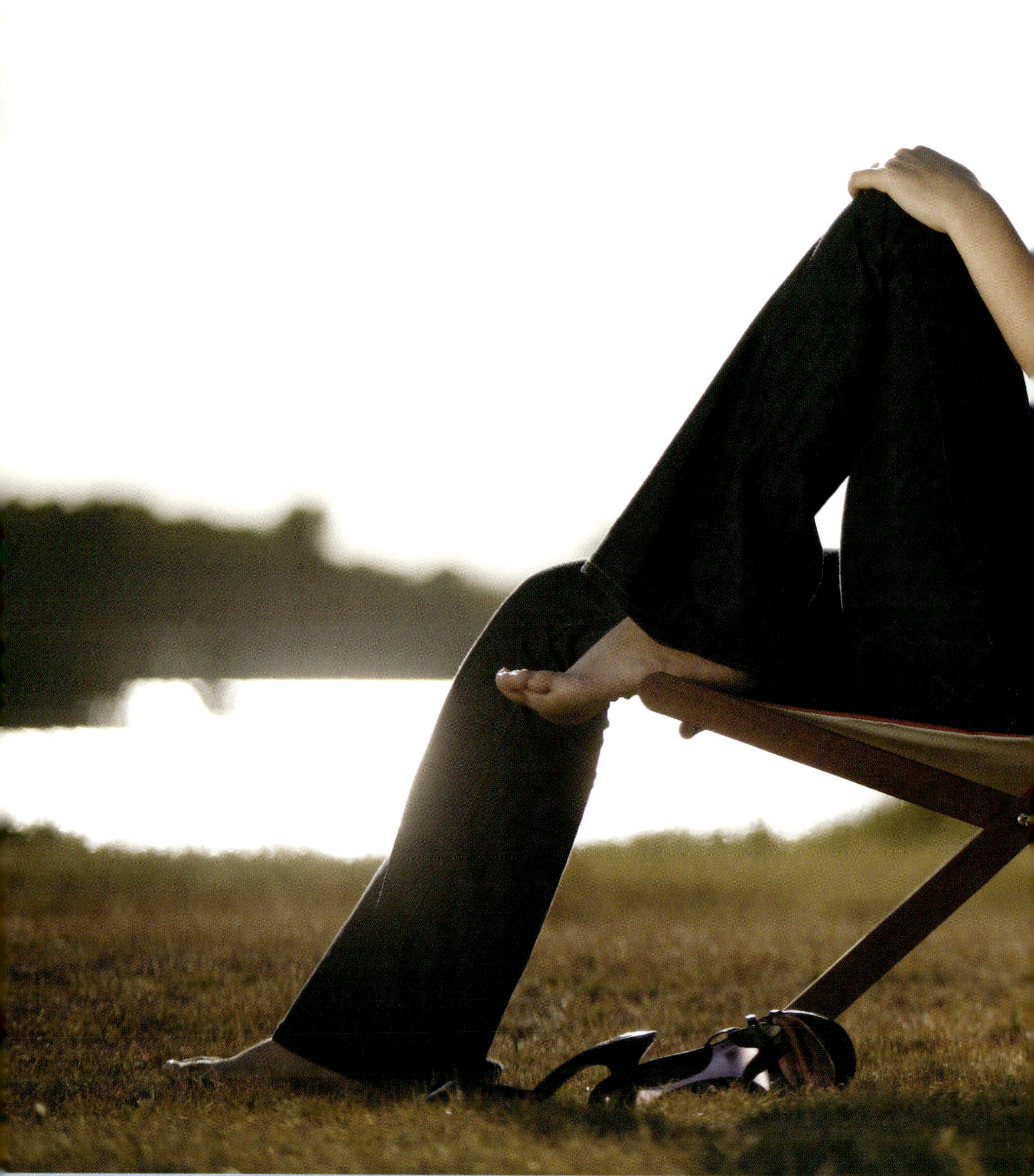

Im Basen

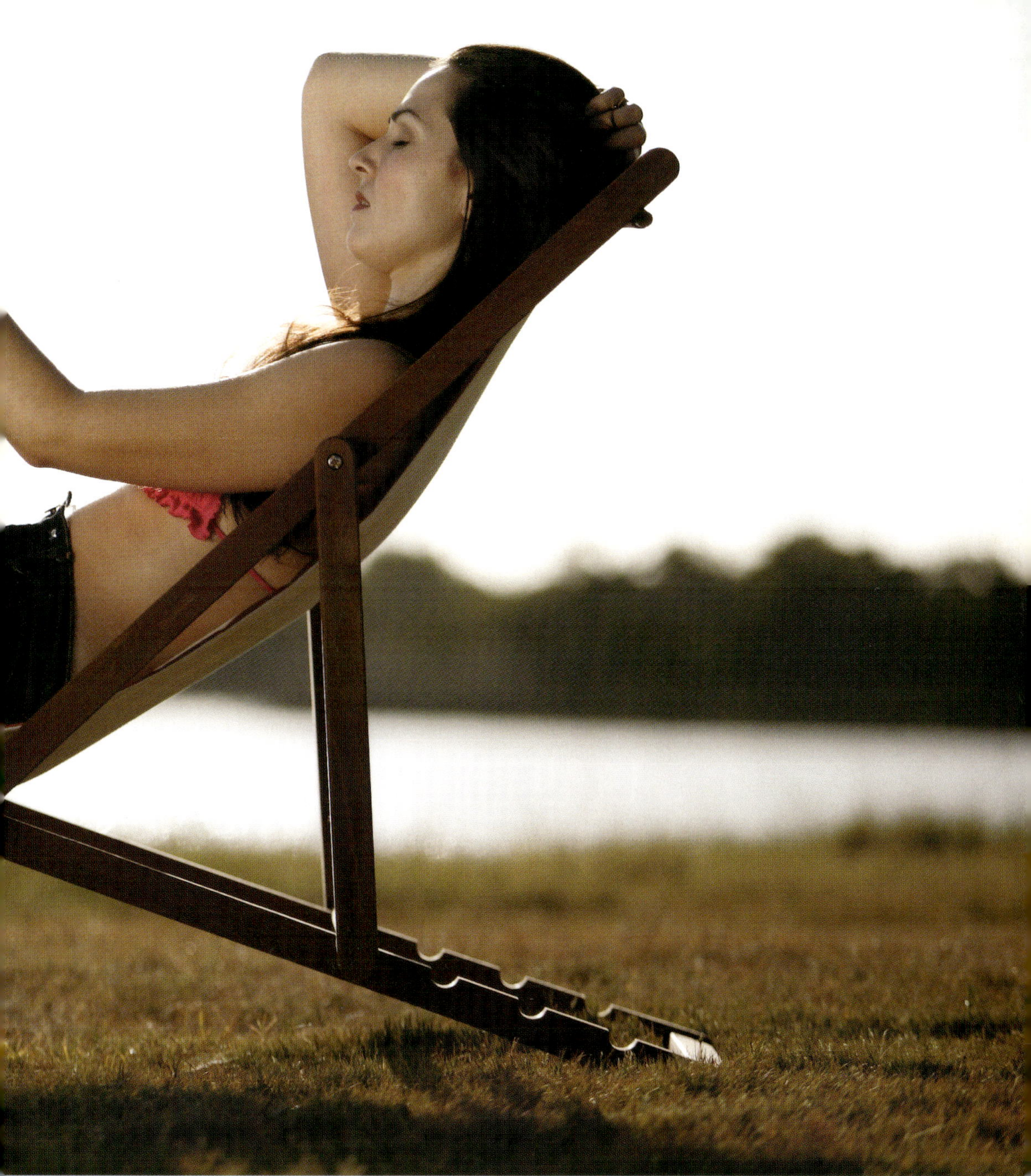

land

Basen halten den Körper fit

Die verschiedenen Möglichkeiten der Basenzufuhr und Entsäuerung überschneiden sich in ihren Wirkungen auf Körper, Muskeln, Haut und Psyche. Zur besseren Übersicht habe ich die Wirkungen aber bewusst den genannten Bereichen zugeordnet.

Der Körper

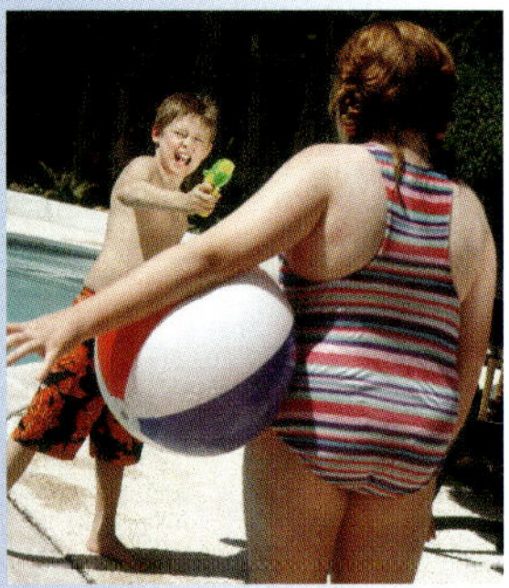

Energie und Gesundheit durch richtige Ernährung

Den Ernährungsbericht 2004 der Deutschen Gesellschaft für Ernährung kommentierte die Verbraucherschutzministerin Renate Künast folgendermaßen: „Die Deutschen essen zu viel Süßes und zu viel Fettes. Gemessen an ihrer Energieaufnahme müssten viele Deutsche am nächsten Tag einen Halbmarathon laufen." Die durchschnittliche Energiezufuhr sei im Verhältnis zu den Aktivitäten viel zu hoch, zumal die Mehrzahl der Bürger zu viel Zeit vor dem Fernseher verbringe und zu wenig Sport treibe. Die Folgen dieses ungesunden Lebensstils seien in vielen Fällen Übergewicht und Herz-Kreislauf-Probleme.

Info

Das Bundesministerium für Gesundheit stellte bereits im Juli 2004 fest: 40 Prozent der Bevölkerung treiben gar keinen Sport.

In einem anderen Bericht taucht die Frage auf: „Deutschland, ein Land voll schlapper dicker Kinder?" Auch zu diesem Thema äußerte sich die Ministerin: „Wir brauchen neue Initiativen gegen Übergewicht und Fettsucht. Sonst werden die Kosten der Krankenkassen in Zukunft explodieren." Und die Krankenkassen machen in der Tat gewaltige Hochrechnungen auf, was die Krankheitskosten durch falsche Ernährung betrifft.

F.X. Mayr über Schönheit und Fitness

Bereits 1920 veröffentlichte der österreichische Arzt F.X. Mayr das Buch „Schönheit und Verdauung" mit dem Untertitel „die Verjüngung des Menschen durch sachgemäße Wartung des Darmes". Als Zeichen der Schönheit galten ihm:

- glatte Haut
- straffes Gewebe und straffe Muskeln
- geschmeidiger Körper
- aufrechter Gang

Mayr hat sinngemäß gesagt: Wer den ganzen Tag tatkräftig und energiegeladen, also fit sein will, muss seinen Darm pflegen. Und daran – wie auch an den Schönheitsmerkmalen – hat sich bis heute rein gar nichts geändert.

F.X. Mayr fand heraus, dass sich die Verfassung des Verdauungsapparates im Gesicht spiegelt. Sein Fazit: Selbst die Gesichter scheinbar gesunder Menschen zeugen vom Zustand ihres Darmes. Die Erfahrungen mit seinen Patienten belegten schon damals, dass durch eine Behandlung des Verdauungsapparates selbst die Spätstadien einer Vergiftung noch zurückgebildet werden können.

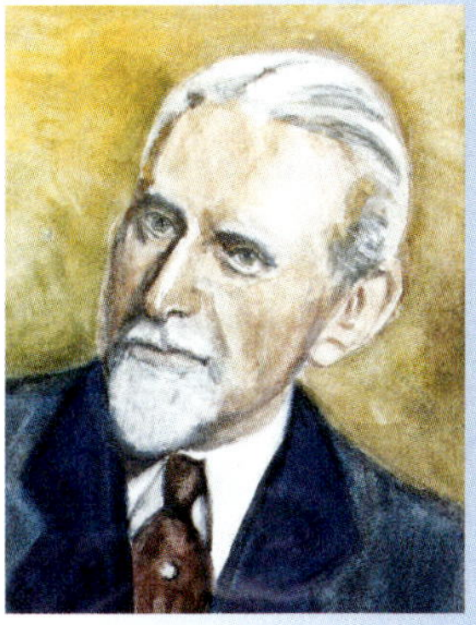

„Wir haben demnach im Gesicht einen Spiegel, der die Reinheit des Blutes und die Güte der Funktion des Verdauungsapparates wiedergibt." F.X. Mayr

Gesundheit und Verdauung

Sauer und matt sein heißt also auch, darmkrank zu sein. Obwohl die meisten Menschen ihren Magen-Darm-Kanal nicht schmerzhaft spüren, leiden viele doch an Sodbrennen, ständigem Aufstoßen, Unwohlsein nach den Mahlzeiten, Verstopfung oder Durchfall – einem Reizdarmsyndrom, das nicht durch eine Darmuntersuchung diagnostiziert werden kann.

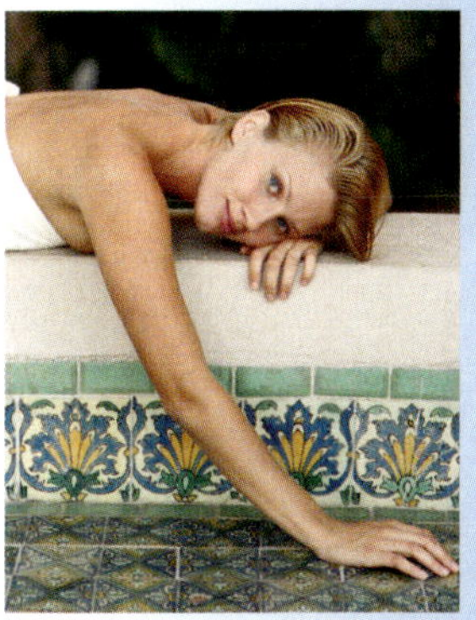

Auch viele Hautkrankheiten und Allergien entstehen nur bei Säurelastigkeit. Denn der menschliche Körper benötigt ein Ventil zur Entlastung. Da das Blut einen bestimmten pH-Wert halten muss, verschiebt der Körper die überschüssigen Säuren in andere Bereiche. Bei manchen Menschen belastet dies Muskeln oder Gelenke, bei anderen wirkt es sich auf die Haut aus. Eine stillende Mutter hat einmal zu mir gesagt: „Wenn mein Urin wieder sauer ist [pH-Wert bei 5], hat mein Sohn verstärkte Hautprobleme durch die Neurodermitis."

Wie esse ich richtig

Bevor ich Ihnen erläutere, *was* Sie essen sollen, einige Bemerkungen dazu, *wie* Sie essen sollen. Auch hier hat F.X. Mayr das Wesentliche bereits gesagt.

Tipp

Beachten Sie unbedingt das wichtigste Gebot der Ernährung: alle Nahrung gründlich kauen und einspeicheln!

- Es wird zu schnell gegessen!
- Es wird zu viel gegessen!
- Es wird zu oft gegessen!
- Es wird zu schwer gegessen!
- Es wird zu spät gegessen!
- Es wird zu viel Eiweiß gegessen!
- Es wird zu trocken gelebt!
- Es wird ohne Fastenpausen gelebt!

Wenn Sie die einzelnen Punkte für sich persönlich durchgehen, so werden Sie schon bei Ihrer Esstechnik einige Fehler entdecken! Es ist nämlich nicht nur wichtig, was Sie essen, sondern auch wie Sie eine Speise essen, oder besser noch genießen!

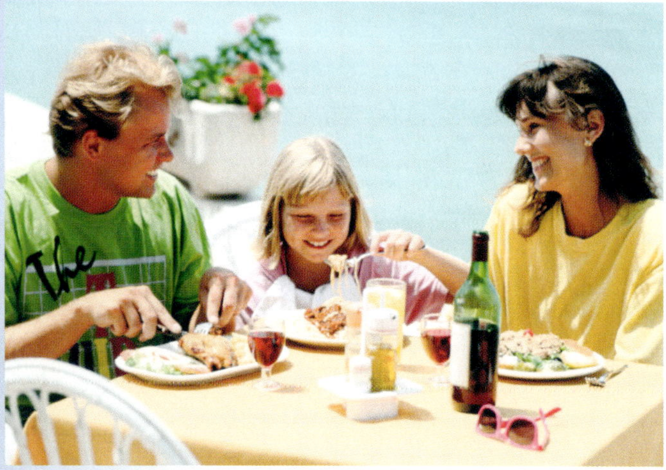

Viele Ernährungsexperten konzentrieren sich auf die Zusammensetzung oder die Reinheit eines Lebensmittels und lassen unberücksichtigt, wie sich die Nahrung selbst auf den Menschen auswirkt. Dabei wissen wir alle aus eigener Erfahrung sehr gut, dass manche Mitmenschen essen können, ohne dick zu werden, und andere schon ein Kilo mehr auf die Waage bringen, wenn sie ein Stück Kuchen nur anschauen. Die Ursache ist in folgender Formel ausgedrückt:

Ernährung = Nahrung x Verdauungskraft

Jeder Mensch hat eine individuelle Verdauungskraft, die belastungsabhängig ist. Schlinge ich eine Mahlzeit unter Stress schnell hinunter, liegt sie mir oft wie ein Stein im Magen. Die gleiche Mahlzeit, in Ruhe genossen, bekommt mir hingegen ausgezeichnet. Wie Sie essen, beeinflusst also Ihre Fitness ganz entscheidend.

Was steht auf dem Fitness-Speiseplan

Dr. Heinrich Lahmann servierte bereits um 1900 in seinem Sanatorium in Dresden seinen Patienten Basenkost. Sein späterer Laborleiter, der Schwede Ragnar Berg, entwickelte die Faustregel:

- 80 Prozent basische Lebensmittel
- 20 Prozent saure oder säuernde Lebensmittel

Schauen wir uns also an, welche Lebensmittel Basen fördern und welche Säuren produzieren.

Lebensmittel in ihrer Säure-Basen-Wertigkeit

erlaubt 80% basisch oder	erlaubt neutral	bedingt erlaubt 20% sauer bzw. säuernd
Kartoffeln	Öle, kalt gepresst	Fleisch, Wurst
Obst	Butter	Fisch, Eier
Gemüse	Milch	Käse, Quark
grüne Bohnen	Buttermilch	Innereien
Zwiebeln	Kefir	Getreide
Knoblauch		Zucker (weiß, braun)
Sojaprodukte		Weißmehl
Mineralwasser		Kaffee
Kräutertees		Schokolade
		Getränke mit Kohlensäure
		Alkoholika

Info

Sie sehen, Sie dürfen alles essen, wenn Sie nur auf die Mengen achten. Nicht mehr als 20 Prozent der Lebensmittel sollten säuernd wirken.

Auch eine andere Tabelle (nach Remer und Manz) ist interessant. Sie listet die Lebensmittel nach einer möglichen Säurebelastung der Nieren auf. Dabei spielen folgende Faktoren eine Rolle:

- Die chemische Zusammensetzung der Nahrung bezüglich Eiweiß- und Mineralgehalt

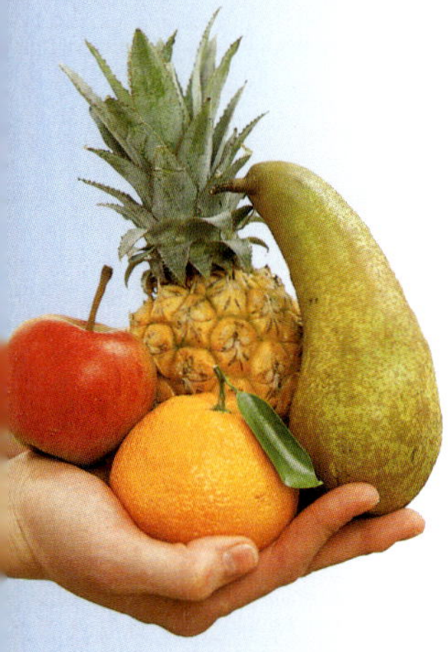

- Die unterschiedliche Aufnahmemenge bestimmter Nährstoffe im Darm
- Die Bildung von Sulfat bei der Verstoffwechselung von schwefelhaltigen Aminosäuren

Nahrungsmitteltabelle nach Remer/Manz

Basenüberschuss	meq/ 100 mg	Säureüberschuss
Apfelsaft, Gemüsesäfte Kaffee Mineralwasser Bier, Rotwein, Weißwein Auberginen, Blumenkohl, Brokkoli, Chicorée, grüne Bohnen, Kartoffeln, Knoblauch, Kopfsalat, Paprika, Pilze, Radieschen, Rosenkohl, Sauerkraut, Sojabohnen, Tomaten, Zucchini, Zwiebeln Ananas, Äpfel, Birnen, Erdbeeren, Grapefruit, Kirschen, Orangen, Pfirsiche, Melonen, Weintrauben, Zitronen Haselnüsse	1–5	Weizen- und Roggenbrot, Pumpernickel Weißbrot Buchweizen, Mais Reis (geschält) Roggenmehl Eiweiß Milch Naturjogurt Sahne Frischkäse Weichkäse Erbsen, Linsen Mandeln Schokolade Sandkuchen
Feldsalat Fenchel Grünkohl Kohlrabi Rucola Sellerie schwarze Johannisbeeren Basilikum Schnittlauch	5–10	Grahambrot, Zwieback Amarant, Cornflakes Hirse, Weizenmehl Eiernudeln, Spaghetti Hühnereier Bierschinken, Cervelat, Fleischwurst Huhn, Truthahn, Kalb, Lamm, Rind Hering, Kabeljaufilet, Lachs, Zander Erdnüsse, Pistazien, Walnüsse

Tipp

Kaffee ist ein Genussmittel und kein Getränk im ursprünglichen Sinne des Wortes! Am besten Sie genießen Ihren Kaffee, Espresso oder Mokka mit einem Glas Wasser, was in Österreich, Italien und der Türkei ohnehin selbstverständlich ist.

Nahrungsmitteltabelle nach Remer/Manz (Forts.)

Basenüberschuss	meq/ 100 mg	Säureüberschuss
Spinat Petersilie	10–15	Haferflocken Reis (ungeschält) Camembert, Quark Cornedbeef, Gans, Salami
Feigen getrocknet	15–20	Hartkäse Kaninchen Krabben
Rosinen	20–25	

Info

Ich werde oft gefragt, ob manche Nüsse basischer seien als andere, und möchte hier noch einmal betonen: Darum geht es nicht! Für einen ausgeglichenen Säure-Basen-Haushalt müssen die Grundnahrungsmittel stimmen, einzelne Lebens- oder Genussmittel spielen da keine so große Rolle.

Vergleicht man die Tabellen miteinander, fällt zum Beispiel die unterschiedliche Einordnung von Kaffee auf: Er hat einen pH-Wert von 5,4, provoziert aber bei vielen Menschen Sodbrennen, was darauf hindeutet, dass Kaffee Säure produziert.

Auch diese Tabellen liefern also nur Anhaltspunkte dazu, welche Lebensmittel Basen oder Säuren enthalten beziehungsweise im Körper produzieren. Wie genau sich einzelne Stoffe auf den Körper auswirken, hängt von vielen unterschiedlichen Faktoren ab. Die Konstitution spielt dabei natürlich eine große Rolle. So kann eine bestimmte Zusammensetzung der Keime des Darms zu krankhaften Verdauungsstörungen führen, ebenso aber Ernährungsfehler oder eine stressige Atmosphäre beim Essen. Wichtig ist, dass die Grundernährung stimmt.

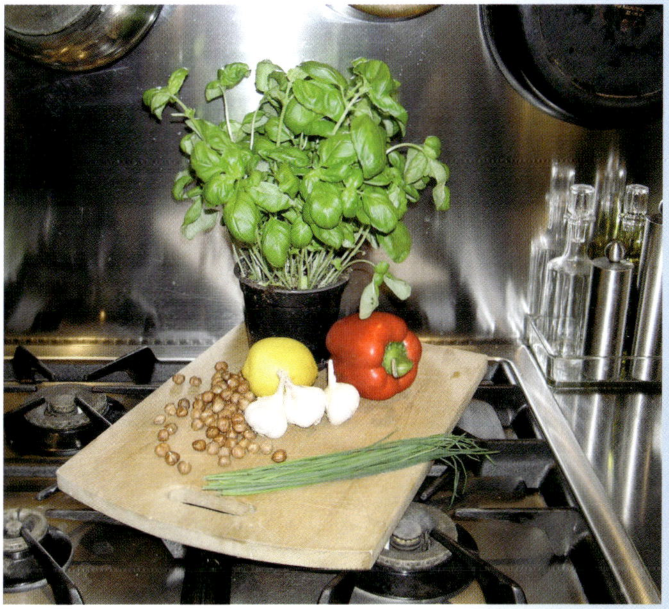

Tipp

Eine leckere Grießnockerlsuppe kann man statt mit Rinder- mit Gemüsebrühe ansetzen. Dann wirkt auch diese Suppe basisch.

Ein Tag im Säure-Basen-Gleichgewicht

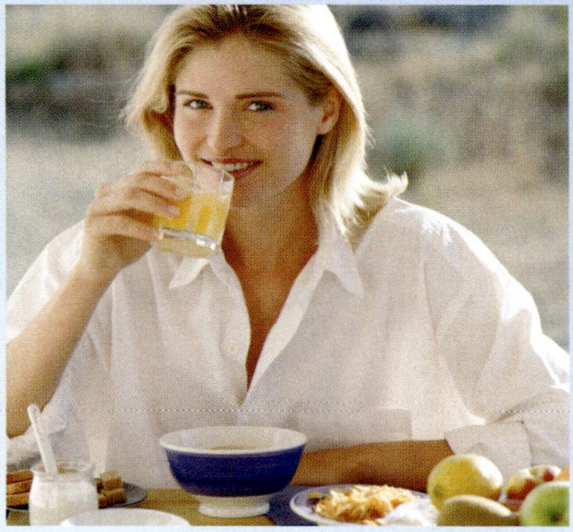

Frühstück: Nach Belieben 1–2 Tassen Tee oder Kaffee, am besten mit einem Glas Wasser. Sie können das Weißmehlbrötchen durch Vollkornbrot (auch Vollkorntoast) oder ein gutes Mischbrot ergänzen oder ersetzen. Butter ist besser als Margarine, bei sparsamem Aufstrich spielt das Fett nicht die entscheidende Rolle. Sie können „aminosaure" Wurst und Käse durch Obst neutralisieren (je mehr, desto besser), das zugleich die nötigen Ballaststoffe liefert. Marmelade mit Zucker wirkt säuernd, eine Fruchtmuszubereitung als Brotaufstrich hingegen ist basisch.

Mittagessen: Ochsenschwanzsuppe, Grießnockerlsuppe und ähnliche Vorspeisen wirken säuernd, eine Gemüsebrühe (Basensuppe) hingegen basisch. Eine gute basische Grundlage bietet Salat mit hochwertigem Essig und Öl. Fleisch oder Fisch als Hauptgericht werden durch eine ausreichende Kartoffel- oder Gemüsebeilage „neutralisiert". Wenn Sie danach den süßen Nachtisch weglassen könnten, wäre es ideal.

Abendessen: Am Abend sollten Sie grundsätzlich leicht, säurearm und nicht zu spät essen. F.X. Mayr hat die Wirkung eines späten Abendessens mit der Situation einer Dampflokomotive verglichen, die angeheizt auf ein Abstellgleis geschoben wird. Wenn Sie aber zum Beispiel an einem unterhaltsamen Abendessen in Gesellschaft teilnehmen möchten, schafft ein anschließender Spaziergang oder wenigstens die Einnahme verdauungsfördernder Basen den nötigen Ausgleich.

- **Brot:** Weil es aus Getreide hergestellt wird, wird Brot zwar den sauren Lebensmitteln zugeordnet, ein guter Sauerteig macht aber durch den Gärungsprozess und seine spezielle Verarbeitung aus dem Brot ein wirkliches Lebensmittel, ein „Mittel zum Leben". Ein gutes Vollwertbrot, in dem das ganze gemahlene Korn verarbeitet wurde, ist ebenso gut. Und nicht umsonst sagt ein russisches Sprichwort: „Brot hält den Menschen warm – und nicht der Pelz".
- **Nudeln und Reis:** Nudeln werden aus Getreide, meist aus Hartweizen mit einem hohen Eiweiß- und Glutenanteil hergestellt. Deshalb sind auch Nudeln „sauer" einzuordnen. Der Ausgleich erfolgt durch eine Gemüsesauce, wobei eine selbst zubereitete Tomatensauce ideal ist. Basische Gewürze gleichen zusätzlich aus.
  Der Reis gehört, wie auch unsere einheimischen Getreidepflanzen, zu den echten Gräsern. Die Reiskörner sind von Spelzen umhüllt, die entfernt werden müssen. Weißer Reis ist geschält und geschliffen, und dadurch wesentlicher Mineralien und Vitamine beraubt worden. Ideal ist deshalb Vollwertreis, bei dem die Spelzen schonend entfernt wurden.
- **Fleisch und Wurst:** Fleisch und Wurst haben wegen ihrer biochemischen Zusammensetzung einen mittleren bis hohen Säuregehalt. Deshalb sollten Sie ein Fleischgericht immer mit viel Gemüse kombinieren. Essen Sie weniger Fleisch und Wurst und achten Sie lie-

Tipp

Wenn Sie nicht auf den herzhaften Geschmack von Wurstwaren verzichten möchten, erkundigen Sie sich bei einem guten Metzger oder im Bioladen nach gesunder Wurst ohne Phosphate, Nitrate und Emulgatoren. Eine Versandadresse finden Sie auch hier im Anhang.

Gesunde Wurst

Bemerkenswert ist das erfolgreiche Bemühen eines niederbayrischen Metzgermeisters, der Wurst den „Säurestachel" zu ziehen (siehe Adressen). Er ersetzt tierisches Fett durch leicht verdauliches Pflanzenöl, gibt keine Phosphate, Nitrate, Emulgatoren oder Stabilisatoren zu. Dafür verwendet er reichlich basisch wirkende Gewürze und als natürliches Konservierungsmittel den Brottrunk. Eine normale Wurst hat einen pH-Wert von 5, während eine basisch aufgewertete Wurst einen pH-Wert von ca. 6,5–7 aufweist. Dadurch erhöht sich die Verträglichkeit, selbst Allergiker und Neurodermitispatienten vertragen diese Lebensmittel.

ber auf eine hohe Qualität der Produkte. Das dient dem Genuss und Ihrer Gesundheit!

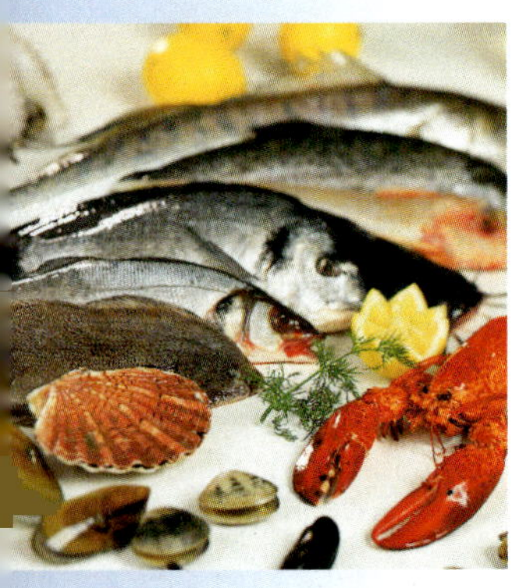

- Fisch: Die ungesättigten Fettsäuren der Fische haben einen großen Nutzen für unsere Gesundheit und der Eiweißgehalt spielt nur eine untergeordnete Rolle, da das Eiweiß meist sehr gut verdaulich ist. Essen Sie ebenso oft Fisch- wie Fleischgerichte. Auch Heringe, die früher ein Gericht der armen Leute waren, sind heute eine kulinarische und gesunde Köstlichkeit.
- Gemüse: Gemüse ist bis auf wenige Ausnahmen (Wirsing, Artischocken, Rosenkohl) basisch. Besonders reich an Basen sind die Frühjahrsgemüse Sauerampfer und Löwenzahn, die von alters her die abgelagerten Säuren des Winters vertreiben sollen. Gemüse sollte deshalb bei allen Gerichten zu finden sein. Salate ergänzen eine ausgewogene Ernährung.
- Obst: Ebenso sind alle Obstsorten basisch einzuordnen. Selbst wenn eine Frucht durch die Fruchtsäure „sauer schmeckt", so wird die Fruchtsäure im Körper „verbrannt", und die basischen Mineralien bleiben als Puffersubstanz zurück. Obst darf deshalb bei unserer Ernährung nie fehlen.
  Wenn Sie einem empfindlichen Magen-Darm-Kanal haben und rohes Obst schlecht vertragen, dünsten Sie das Obst. Die Mineralstoffe gehen dabei nicht verloren.
- Gewürze: Auch Gewürze haben wegen ihrer Mineralzusammensetzung eine hohe basische Wirkung. Die Anzahl der Sternchen gibt die Güte der Mineralzusammensetzung an. Je mehr desto besser.

Ingwer ✿✿✿✿✿
Kurkuma ✿✿✿✿✿
Lorbeerblätter ✿✿✿✿✿
Zimt ✿✿✿✿✿
Curry ✿✿✿✿
Petersilie ✿✿✿✿
Thymian ✿✿✿✿
Basilikum ✿✿✿
Mohnsamen ✿✿✿
Oregano ✿✿✿
Vanille ✿✿✿
weißer Pfeffer ✿✿✿
Dill ✿✿
Kümmel ✿✿
Majoran ✿✿
schwarzer Pfeffer ✿✿
Senf ✿✿
Paprika ✿

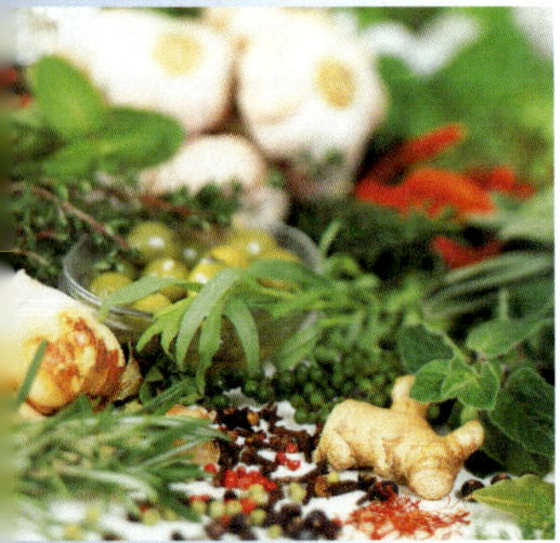

Alkohol in Maßen genießen

Ab und zu ein Glas Wein oder Bier hat noch niemandem geschadet. Alkohol wirkt – in geringen Mengen genossen – anregend und verdauungsfördernd. Aus eben diesem Grund haben Chirurgen früher relativ bald nach einer Magenoperation dem Patienten ein Glas Bier verordnet. Wissenschaftlich erwiesen ist auch die Wirkung von Alkohol auf die Blutgefäßwände, besonders Rotwein kann der Arterienverkalkung vorbeugen.

Größere Mengen Alkohol beeinträchtigen jedoch Gedächtnis, Muskelkoordination und Reflexe; ab einem Blutalkoholgehalt von 0,5 Promille gilt der Mensch als fahruntüchtig. Regelmäßiger Alkoholkonsum macht süchtig und schädigt die inneren Organe. Als Richtwert gilt: Gesunde Männer können bis zu 20 Gramm Alkohol am Tag trinken (0,5 Liter Bier oder 0,25 Liter Wein), Frauen die Hälfte. Die Richtwerte sollten aber nicht als Anreiz zu regelmäßigem Alkoholkonsum verstanden werden!

TIPP

Um dem Säurekater vorzubeugen, nehmen Sie vor dem Zubettgehen Basen ein, auch ein Glas Brottrunk ist hilfreich. So wird der nächtliche Alkoholabbau in der Leber unterstützt. Noch besser: zwischendurch immer wieder Wasser trinken!

Der größte Teil des getrunkenen Alkohols wird über das Enzym Alkoholdehydrogenase zu Essigsäure abgebaut, und damit sind wir wieder beim Säure-Basen-Haushalt. Der Alkoholkater am nächsten Morgen signalisiert nichts anderes als einen Säureüberschuss. Bei einem 80 Kilogramm schweren Menschen braucht die gesunde Leber rund 3,5 Stunden, um den Alkohol in 1 Liter Bier völlig abzubauen, bei 2 Litern Bier benötigt sie ca. 7 Stunden usw. Dadurch erklärt sich auch ein erhöhter Alkoholspiegel in den Morgenstunden. Deshalb sollten Sie am Morgen nach einer Feier vorsichtig sein, denn man sollte niemals mit „Restalkohol“ Auto fahren!

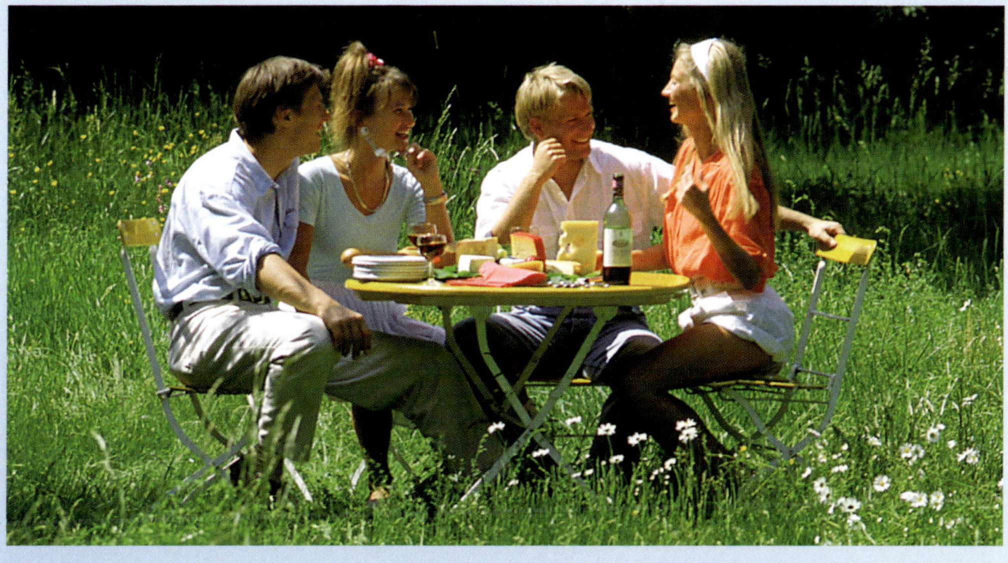

Info

Fasten reinigt den Körper, da vermehrt Säureschlacken ausgeschieden werden. Das Ergebnis spüren Sie nicht nur körperlich: Sie fühlen sich ruhiger und gelassener, Alltagsprobleme bringen Sie nicht mehr so schnell aus der Ruhe.

Wir können unseren Säure-Basen-Haushalt durch eine ausgewogene Ernährung im Gleichgewicht halten. Grundsätzlich darf man alles essen, es kommt auf die Zusammensetzung an. Nehmen Sie immer ausreichend basenfördernde Lebensmittel zu sich, um die Säuren auszugleichen. Und beherzigen Sie die Ernährungsregeln auf Seite 55.

Diäten und Fastenkuren: der Energiekick

Damit Sie sich nach dem Winter mit seinen Feiertagsgenüssen wieder fit, gesund und schön fühlen, sollen im Frühjahr die Pfunde purzeln. In allen Frauenzeitschriften werden Diäten besprochen und Fastenkuren vorgeschlagen. Der erste Erfolg stellt sich meist schnell ein, die Waage zeigt schon bald deutlich weniger an. Das ist allerdings trügerisch, da als Erstes Wasseransammlungen ausgeschieden werden. Fettgewebe wird sehr viel langsamer abgebaut. Da braucht man Geduld und ein klares Ziel vor Augen.

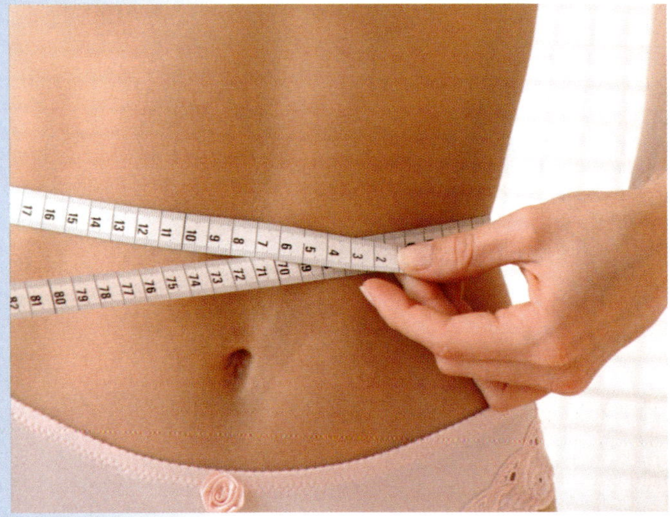

Ganz wichtig ist beim Fasten, ausreichend zu trinken. Insbesondere Frauen sagen oft, sie könnten keine großen Mengen an Wasser zu sich nehmen. Leichter ist es, immer wieder kleinere Mengen über den Tag verteilt zu trinken.

Tipp

Stellen Sie sich morgens die Trinkmenge Wasser oder dünn gebrühten Kräutertee für den Tag bereit und trinken Sie tagsüber immer wieder einen Schluck. Auf diese Weise lässt sich ein unangenehmes Völlegefühl vermeiden.

Beim Fasten kommt es im Körper zu erheblichen biochemischen Reaktionen. Säuren lösen sich aus dem Bindegewebe und können die Pufferverhältnisse des Säure-Basen-Haushalts erheblich verschieben. Die Folge sind Heilreaktionen: Gichtschmerzen, Schwindelzustände, Kopfschmerzen oder Hämorrhoidalbeschwerden durch die Ausscheidung säurescharfen Stuhls. Diese unangenehmen Begleiterscheinungen lassen sich meist vermeiden, wenn Sie bei einer Fastenkur ausreichend Tee und Wasser trinken und zusätzlich Basenmischungen einnehmen. Nach einer Fastenkur fühlt man sich leicht und beschwingt. Der Körper lebt förmlich auf.

Die Mayr-Kur

F.X. Mayr hat seine Form der Fastenkur „Rastkur für den Darm" genannt, weil der Darm in dieser Zeit eine „Rast" einlegen kann auf der Marathonstrecke der Verdauung. Bei der Mayr-Kur handelt es sich also um eine Darmreinigungskur; insofern ist der Ausdruck Fastenkur eigentlich falsch.

Mayr hat drei entscheidende Grundprinzipien für seine Kur aufgestellt:

Schonung – Säuberung – Schulung

Schonung: Der Darm bekommt durch eine Fastenkur oder eine intensive Diätetik die Möglichkeit zur Regeneration. Ideal ist eine Kurzeit von 2–3 Wochen, doch jeder Tag einer Diätetik ist wertvoll. Schon das Weglassen einer Abendmahlzeit, heute auch „Dinner cancelling" genannt, stellt eine Erholung für den Darm dar.

Säuberung: Der Darm wird morgens mit einer Bittersalzlösung gespült, was seine Selbstreinigung anregt.

Schulung: Durch eine bewusste Kauschulung sollen die Ernährungsgewohnheiten auf ein vernünftiges Essverhalten umgestellt werden.

Diesen „3 S" möchte ich ein viertes „S" zur Seite stellen:

Säurepufferung: Dem Körper werden Basenstoffe zugeführt, die überschüssige Säuren abpuffern und sie so ausleitungsfähig machen. Gleichzeitig werden die Basenvorräte wieder aufgefüllt.

Nicht nur mit Milch und Semmeln

Bei der Mayr-Kur denken viele noch an trockene Brötchen und Milch. Dabei hat Mayr die altbackenen Brötchen in erster Linie zur Kauschulung verwendet. Sie begreifen warum, wenn Sie versuchen, ein altes trockenes Brötchen zu essen. Die Milch hat er dazugegeben, um dem Körper während der Zeit der Enthaltung die wichtigsten Vitamine zuzuführen.

Mayr ging es um die oben genannten Prinzipien Schonung – Säuberung – Schulung. Dieser Zweck kann heute auch anders erfüllt werden.

Info

Wenn Sie Trockenheit im Mund verspüren, trinken Sie gleich 2 Glas Wasser: eines, um den Durst zu stillen, und ein zweites zum Auffüllen Ihrer Wasserreserven.

Info

F.X. Mayr wollte mit seiner Kur im Grunde einen Lebensstil prägen. Es ging ihm dabei weniger um das Fasten als Verzicht als vielmehr um die Ausschaltung von Ernährungsfehlern.

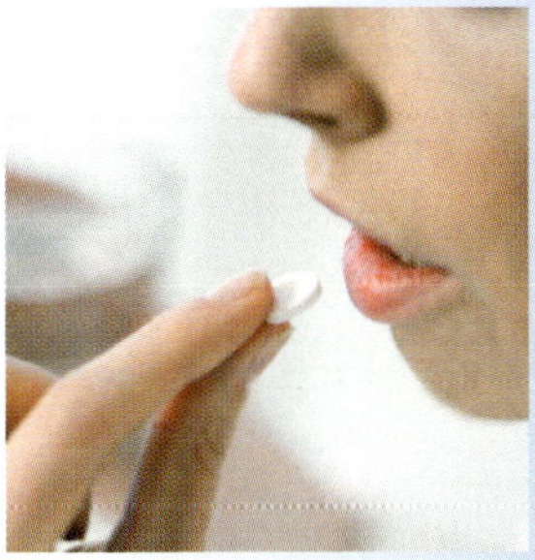

Info

F.X. Mayr hat seine Kur nicht nur auf Milch und trockene Brötchen beschränkt. Schon zu seiner Zeit wurden den Patienten Basengerichte serviert. Heute wird eine Mayr-Kur auf die individuellen Wünsche und Bedürfnisse der Kurenden ausgerichtet.

In der modernen Mayr-Kur können Milch und Brötchen selbstverständlich ersetzt werden, was bei Nahrungsmittelunverträglichkeiten ohnehin notwendig ist. Weizen kann durch Dinkel ersetzt werden, statt Milch kann man genauso gut Tee oder Malzkaffee zu sich nehmen. Übergewichtige sollten ganz auf Eiweiß verzichten, Untergewichtige hingegen können dosierte Eiweißzulagen bekommen.

Eine F.X. Mayr-Kur reicht vom Teefasten über die Milch-Semmel-Diät mit und ohne Zulagen bis hin zur Milden Ableitungsdiät. Es handelt sich keineswegs um eine Standardkur. Auf Grundlage einer ärztlichen Untersuchung wird ein individuelles Kurverfahren entwickelt, und genau das ist das Geheimrezept für den Erfolg dieser Kur.

Fit durch Entsäuerung nach F.X. Mayr

Auf dem Weg zu Fitness und Wohlbefinden ist 1 Tag Entsäuerungskur bereits eine Leistung, 3 Tage sind sehr wertvoll, und 1–2 Wochen sind ein Glücksfall für Ihren Körper.

Das sollten Sie zu sich nehmen

Morgens auf nüchternen Magen

- 1 TL Bittersalz oder 2 TL F.X. Passagesalz in 1/4 l lauwarmem Wasser aufgelöst trinken.

Nach ca. 30 Minuten ein leichtes Frühstück

- Kleine Stücke altbackenes Brot gut kauen und einspeicheln, dazu löffelweise etwas aufgekochten Haferflockenbrei in den Mund geben und mitkauen.

Im Laufe des Vormittags

- Immer wieder trinken: Wasser oder dünn gebrühten Kräutertee.

Am späten Vormittag

- 1/2 l Gemüsebrühe in kleinen Schlucken trinken.

Mittagessen

- Leichte Kost, zum Beispiel klein geschnittene Gemüsewürfel in Olivenöl gedünstet. Jedes Stück Gemüse gut kauen und einspeicheln. Als Kauhilfe kann auch hier trockenes Brot dienen, die Sättigungswirkung ist erstaunlich.

Abends

- Nach Möglichkeit nur Melissen-, Fenchel- oder Lindenblütentee mit 1 TL Honig. Den Tee löffelweise zu sich nehmen. Bei großem Hunger auch hier altbackenes Brot oder Knäckebrot kauen und einspeicheln.

Allgemeine Verhaltensregeln

- Morgens den ganzen Körper (1 Minute) trockenbürsten, danach warm und kalt duschen und intensiv trockenreiben.
- Bei Durst, Hunger, Leeregefühl und/oder Übelkeit Tee oder Wasser trinken. Die tägliche Trinkmenge sollte 2–3 l betragen!
- Vor dem Mittagessen möglichst eine Erholungspause einlegen, 30 Minuten ruhen mit einem Leberwickel auf dem Bauch.
- Abends möglichst früh, spätestens aber um 22.00 Uhr schlafen gehen, auch wieder mit Wärmflaschenwickel auf dem Bauch.
- Zur Vermeidung und Milderung von Heilreaktionen Basenmineralsalze einnehmen (zum Beispiel Alkala, Basica, Bullrich's Vital). Die Dosierung so wählen, dass bei der Urin-pH-Messung ein- bis zweimal am Tag Werte um 7 erreicht werden.

Bitte gar nicht oder nur eingeschränkt konsumieren

- Bohnenkaffee (auch entkoffeinierten)
- Zucker, Süßigkeiten, Schokolade
- Obst, reduzieren aufgrund der belastenden Zellulose im Darm
- Alkohol
- Fettes und schwer verdauliches Essen
- Nikotin

Merksätze für richtiges Essen

- In Ruhe essen
- Alle Speisen appetitlich anrichten
- Gut kauen und einspeicheln
- Jeden Bissen genießen
- Keine Ablenkung während der Mahlzeit (lesen, fernsehen usw.)

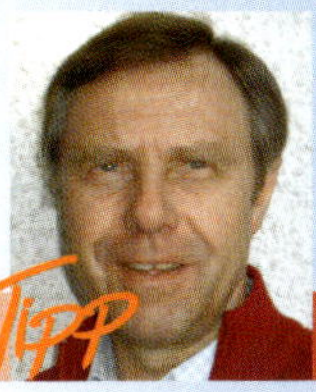

Mein Tipp

Ein Leberwickel unterstützt nicht nur die Funktion der Leber. Die Wärme sorgt für eine gute Durchblutung der Verdauungsorgane und hilft auch bei Völlegefühl.

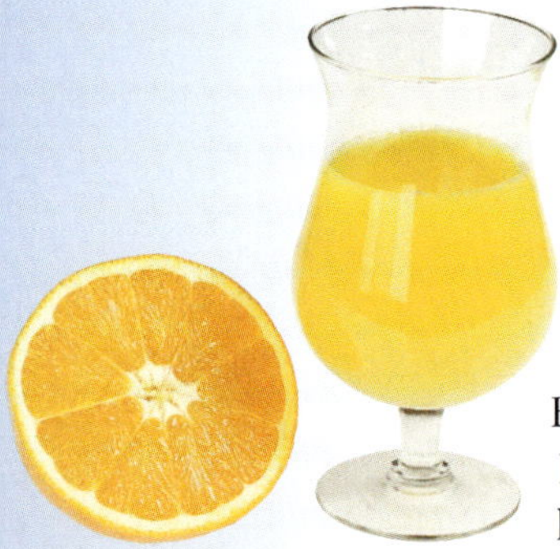

Tee- und Saftfasten

Strenges Fasten ist eine freiwillige, zeitlich begrenzte Nahrungsenthaltung, bei der nur Kräutertee, Gemüsebrühe und viel Wasser aufgenommen wird. Seit Jahrtausenden wird aus zweierlei Gründen gefastet: aus religiösen Gründen oder zur Heilung von akuten oder chronischen Krankheiten. Die natürliche Neigung, bei Krankheit zu fasten, beobachten wir in der Tierwelt ebenso wie bei Kindern, die zum Beispiel bei fieberhaften Erkrankungen das Essen verweigern.

Fastentage oder Fastenkuren sind eine gute Therapie bei hohem Blutdruck, Erwachsenendiabetes (Diabetes mellitus), schmerzhaften Reizzuständen der Gelenke, Gicht, Übergewicht, Oberbaucherkrankungen, Reizdarm und allergischen Erkrankungen.

Tipp

Wenn Sie den Geschmack Ihres Leitungswassers verbessern möchten, kochen Sie 1 Liter Wasser ca. 3 Minuten, füllen Sie es in eine Thermoskanne und trinken Sie es dann körperwarm.

Trinken Sie die Säuren weg

Wir müssen trinken, denn unsere Zellen brauchen Wasser! Fitness gibt es nur, wenn der Körper genug Flüssigkeit zur Verfügung hat. Nur dann ist er leistungsfähig und geschmeidig und sieht auch so aus. Deshalb müssen wir 1,5–2 Liter täglich trinken. Während einer Trinkkur sollten Sie möglichst 3 Liter täglich zu sich nehmen.

Welches Wasser Sie bevorzugen, ist Geschmackssache. Es kann durchaus Leitungswasser sein, aber auch Tafel- oder Mineralwasser. Tafelwässer sind künstliche Mineralwässer, hier wird Quell- oder Trinkwasser mit Zusätzen von natürlichem Salzwasser, Mineralwasser oder Natron geschmacklich verbessert. Heilwässer sind Mineralwässer, die bestimmten Richtlinien unterliegen. Die Mineralzufuhr dieser Wässer hat garantiert gesundheitsfördernde Wirkung und ist deshalb für Trinkkuren über einen längeren Zeitraum besonders geeignet.

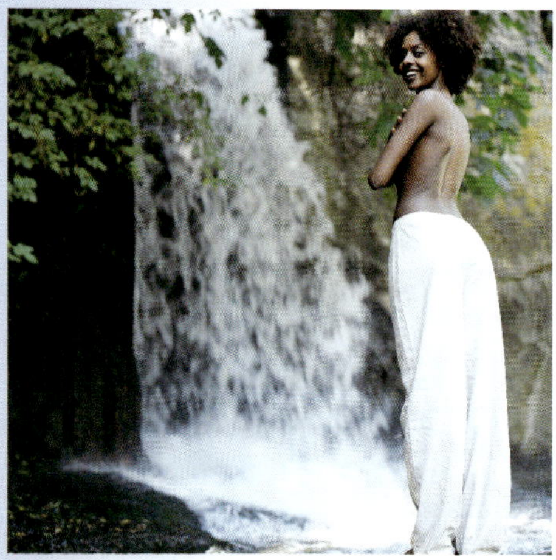

Für die Entsäuerungskur sind natürliche Mineralwässer mit einem hohen Basengehalt ideal, insbesondere wenn Sie keine Basen in Pulver- oder Tablettenform einnehmen wollen. Einen hohen Gehalt an Bicarbonat haben beispielsweise: Staatl. Fachingen, Kaiser-Friedrich-Quelle, Gerolsteiner Stille Quelle, Appolinaris und Dunaris Brunnen.

Badekuren halten fit und gesund

Badeanwendungen können maßgeblich zur Entsäuerung beitragen und Ihr Wohlbefinden steigern. Dabei spielen immer auch basische Salze eine Rolle. Zum einen werden sie ausgeschwitzt, zum anderen durch die Haut aufgenommen. Lernen Sie die Vorzüge der einzelnen Badekuren kennen.

Thermalbäder

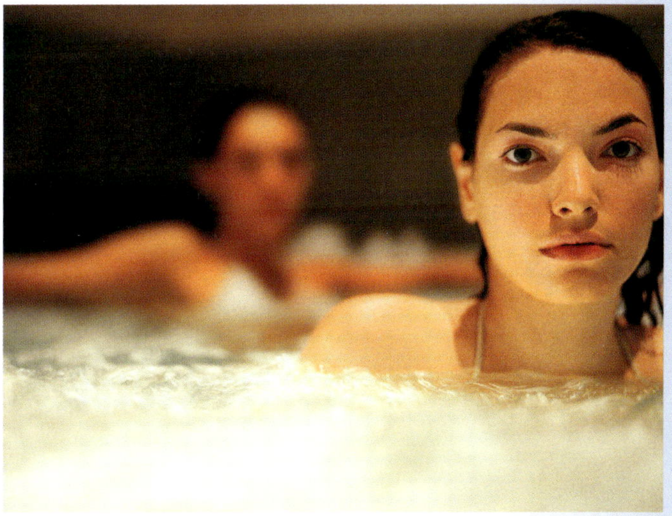

Die Heilwirkung von Mineral- und Thermalquellen wurde früh erkannt und auch genutzt. So entwickelte sich bereits im antiken Rom eine differenzierte Badekultur, die dem Wohlbefinden, der (rituellen) Reinigung und der Heilung von Krankheiten diente.

Es ist aber nicht nur die durchblutungsfördernde Wärme, die im Mikrobereich Stoffwechselversorgung und -entsorgung anregt. Bedeutsam ist zudem der hohe Anteil des Basenstoffs Hydrogencarbonat im Wasser, mit 600–700 Milligramm je Liter macht er insgesamt 60–70 Prozent des Mineralanteils aus.

Anwendungsbeobachtungen haben ergeben: Eine Heilwirkung wird bei chronisch entzündlichen rheumatischen sowie degenerativen und deformierenden Wirbelsäulenerkrankungen, bei Weichteilrheumatismus, Zuständen nach Operationen und bei Verletzungen am Bewegungsapparat erzielt.

Basenbäder für zu Hause

Was tun, wenn kein Thermalbad in der Nähe ist und man sich eine Kur zeitlich oder finanziell nicht leisten kann? Es gibt eine gute Alternative: Machen Sie einfach Ihr Badezimmer zum Kurort, nutzen Sie Ihre Wanne als Heilbad und bereiten Sie sich zu Hause selbst ein Basenbad.

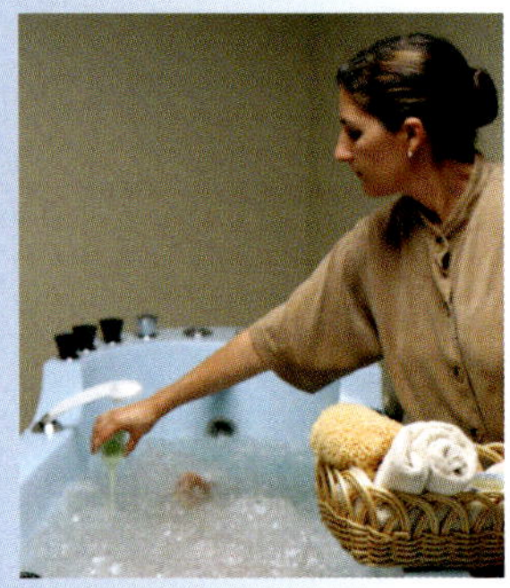

Das Basenbad – So wird's gemacht

Lösen Sie im Badewasser ca. 100 Gramm Natriumbicarbonat oder eine gute Hand voll Bullrich-Salz-Pulver auf und geben Sie noch einen gehäuften Esslöffel Meersalz hinzu. Das Wasser sollte ca. 37 °C warm sein. Genießen Sie dieses Bad 30–60 Minuten lang. Dazu können Sie Ihre Lieblingsmusik hören und sich entspannen. Nach dem Bad sollten Sie 1 Stunde ruhen.

Es gibt auch fertige Basenmischungen, zum Beispiel „Basenbad" vom Bärbel Drexel Versand (Adresse im Anhang).

Tipp

Probieren Sie doch einfach mal ein Basenbad zu Hause aus. Sie werden die Erhohlung spüren und feststellen, dass Ihre Haut samtweich wird.

Wie wirkt ein Basenbad?

Wie Sie bereits wissen, werden im Bindegewebe Schlacken- und Abfallstoffe aus dem Stoffwechsel „zwischengelagert", die nicht über Nieren, Darm und Lunge ausgeschieden werden können. Das Baden in Basen bietet die Möglichkeit, über die Haut zusätzlich Säuren auszuscheiden. Der natürliche Säureschutzmantel der Haut wird beim Baden abgewaschen, sodass Säure aus dem Bindegewebe nachströmen kann. Auf diese Weise wird die Schmerz bereitende Säurekonzentration im Gewebe vermindert.

Wissenschaftliche Untersuchungen haben außerdem ergeben, dass Inhaltsstoffe des Badewassers vom Körper aufgenommen werden und in den Kreislauf gelangen. Die Wirkung ist sowohl lokal als auch ganzheitlich.

Test

Dass ein Basenbad Sie von Säuren befreit, können Sie selbst überprüfen: Halten Sie vor dem Bad einen pH-Teststreifen in das Basen-Badewasser, er dürfte einen pH-Wert von 8 anzeigen. Nach einem Bad von 30–60 Minuten wird der Wert um 1–2 Punkte gefallen sein, das heißt, Säure wurde aus Ihrem Körper ausgeschieden.

Sauna

Ein alter finnischer Spruch lautet: „Niemals ist eine Frau so schön wie nach einem Saunagang oder Dampfbad". Und das trifft auch bei uns zu: Das Schwitzen in der Sauna entgiftet nicht nur, es ist darüber hinaus ideal zur Abhärtung und Leistungssteigerung und fördert das allgemeine Wohlbefinden.

Saunen macht fit, weil es

- die Entsäuerung und Entschlackung unterstützt
- die Haut reinigt
- die Zellneubildung anregt
- das Hypophysen-Nebennierenrinden-System anregt
- den Kreislauf stärkt

Die Entsäuerung des Bindegewebes kann man wirkungsvoll unterstützten, indem man vor und nach dem Saunabad 4 Basentabletten (oder entsprechend Basenpulver) einnimmt. Da der Körper während des Schwitzens Flüssigkeit verliert wie ein Schwamm, der ausgedrückt wird, nimmt er die anschließend zugeführte Flüssigkeit mit dem Natriumhydrogencarbonat begierig auf. Somit können die Basensalze durch den ganzen Körper – auch durch das Bindegewebe – fluten, die dort abgelagerten Säuren neutralisieren und sie zur Ausscheidung bringen.

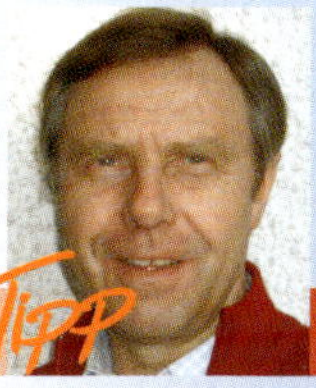

Mein Tipp

Ein Saunabad pro Woche kann genauso zur Gewohnheit werden, wie früher einmal in der Woche zu baden! Wer die Wirkung einmal kennen gelernt hat, wird die Sauna nicht mehr missen wollen.

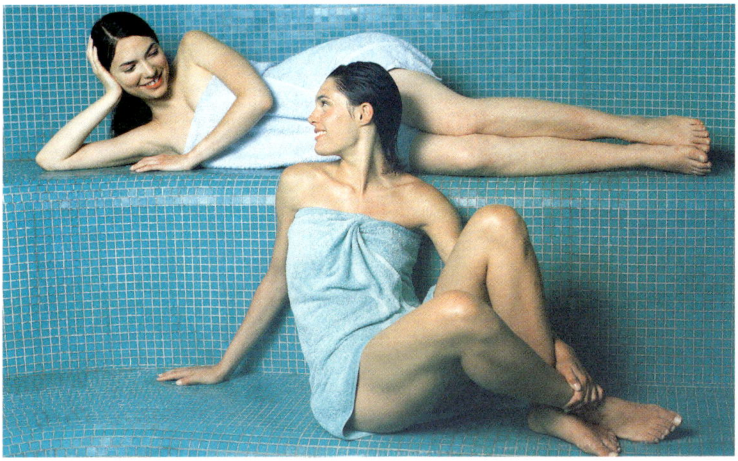

Test

Messen Sie Ihren Saunaschweiß mit einem pH-Teststreifen. Der Wert wird bei 5 liegen. Haben Sie aber vorher 4 Basentabletten eingenommen, kann er auf 7 ansteigen – ein Beweis für die Durchflutung des Körpers mit Basen.

Tipp

Tun Sie sich hin und wieder etwas Gutes: Lassen Sie Ihre Sorgen und Beschwerden im Dampfbad verdunsten!

Dampfbad

Der allgemeine Wellness-Trend hat auch das Dampfbad wieder auferstehen lassen. Und dies zu Recht, denn es hat die gleichen positiven Auswirkungen auf die Gesundheit wie der Schwitz-Klassiker Sauna.

Gerade Wellness-Anhängerinnen schätzen das Dampfbad wegen seines feuchten Klimas und den milden Temperaturen von 45 °C und seiner hautpflegenden Wirkung. Die feuchte Wärme erweitert die Blutgefäße und verbessert die Sauerstoffzufuhr. Die Poren öffnen sich und Unreinheiten werden regelrecht ausgespült. Dadurch wird die Haut zart und samtweich. Selbst der Hautalterungsprozess wird positiv beeinflusst, da die stärkere Durchblutung der Haut für eine gesunde Straffung des Gewebes sorgt.

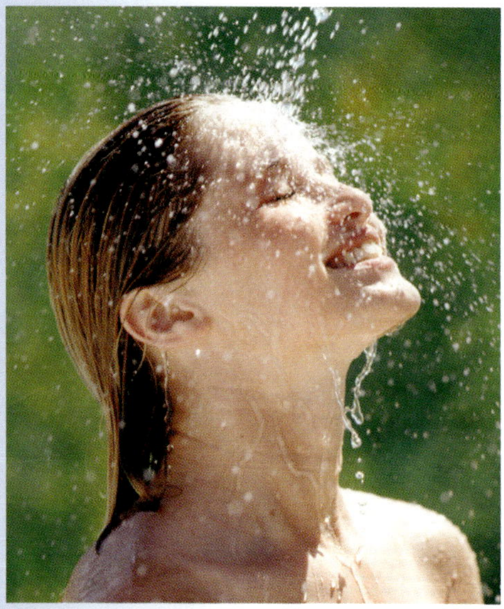

Fußbäder für warme Füße

Besonders Frauen leiden oft unter kalten Füßen. Das hängt entweder mit einer schlechten Grunddurchblutung zusammen, bei der sich die Kapillaren (feinen Haargefäße) nicht genug weiten, oder aber mit einem Mangel an Blutfarbstoff oder Eisen. Hier können Basen-Fußbäder mit der gleichen Zusammensetzung wie beim Basen-Wannenbad äußerst hilfreich sein.

Tägliches Duschbad

Auch das tägliche Duschbad trägt zur Entsäuerung und Entgiftung bei, da der Säureschutzmantel der Haut abgewaschen, die Durchblutung angeregt und damit eine Stoffwechselbelebung erreicht wird. Dabei spielt es keine große Rolle, womit Sie sich einseifen.

Die Muskeln

Sport und Bewegung

Entwicklungsgeschichtlich betrachtet war der Mensch immer unterwegs, und zwar zu Fuß. Wir waren Jäger und Sammler; die Männer erlegten das Wild und die Frauen sammelten Holz und zum Beispiel Beeren. Die Menschen führten lange Zeit ein Nomadendasein und legten dabei große Strecken zurück. Auch nachdem sie sesshaft geworden waren, wurden alle Wege noch zu Fuß zurückgelegt. Andere Fortbewegungsmittel wie Pferde oder Wagen sind vergleichsweise jung und blieben bis ins 20. Jahrhundert hinein den besser Gestellten vorbehalten – was deren Gesundheit nicht unbedingt zuträglich war.

Das Muskelsystem

Neben dem verzweigten Bindegewebe ist die Muskulatur das schwerste Organ unseres Körpers. Über 600 große und kleine Muskeln halten uns täglich in Bewegung. Beim Durchschnittsmenschen machen die Muskeln 40 Prozent des Körpergewichts aus, bei einem trainierten Sportler natürlich noch mehr. Wir machen uns nicht klar, dass wir für jede noch so kleine Bewegung ein Muskelpaar benötigen, das Anspannung und Entspannung möglich macht.

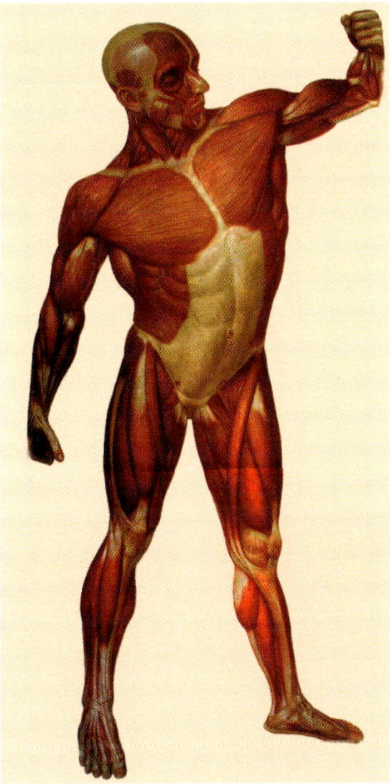

Bewegung belebt den ganzen Körper, wir brauchen sie, um fit und gesund zu bleiben. Dem Gesundheitssystem entstehen durch Bewegungsmangel erhebliche Kosten. Indes können Übergewicht, Rückenschmerzen, Depressionen und auch Suchterkrankungen durch Bewegung gelindert oder sogar ganz geheilt werden.

Tipp

Planen Sie Bewegung in Ihren Alltag ein und gönnen Sie sich regelmäßig ein körperliches Fitnessprogramm. Schon regelmäßige Spaziergänge halten Sie jung und fit.

Info

Schon Pfarrer Kneipp hat das Essen einfach gehalten, Wasseranwendungen verordnet und seine Patienten Holz hacken lassen. Er wusste, dass Bewegung Körper, Geist und Seele wieder ins Gleichgewicht bringt.

Fitness für zwischendurch

Eine einfache Muskel- und Atemübung können Sie überall machen. Öffnen Sie ein Fenster weit, auch wenn es draußen kalt ist! Atmen Sie tief ein, und führen Sie dabei die Arme über die Seiten nach oben über den Kopf. Mit dem Ausatmen schwingen Sie die Arme über die Seiten nach unten und kreuzen sie entspannt vor dem Bauch. Dann wieder einatmen, die Arme wieder anheben und den ganzen Körper strecken und dehnen. Dreimal wiederholen.

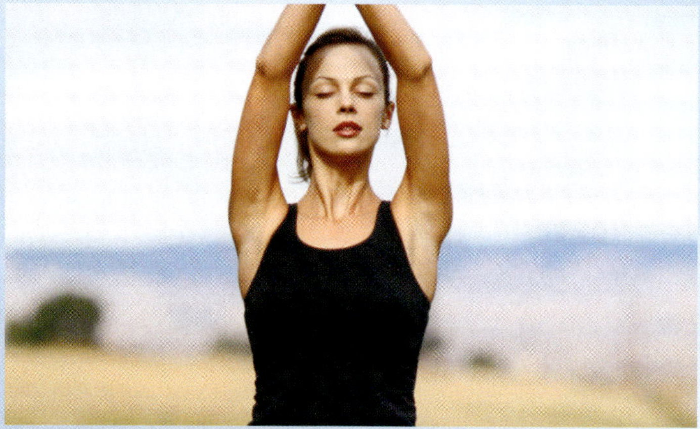

Info

Nehmen Sie sich bewusst einmal am Tag 5 Minuten Zeit, um am geöffneten Fenster Sauerstoff zu tanken. Wenn es Ihre Zeit erlaubt, in der Mittagspause eine Viertelstunde spazieren zu gehen, ist das natürlich noch besser.

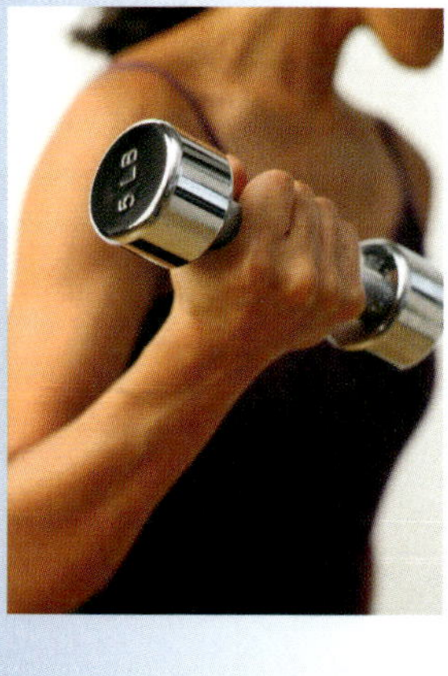

Wer rastet, der rostet

Wenn wir über einen längeren Zeitraum nicht aktiv sind, bildet sich die Muskulatur zurück und auch Gelenkknorpel, Sehnen und Bänder nehmen Schaden. Die Gelenkstrukturen trocknen sozusagen aus. Wir werden dann zunehmend unbeweglich. Wenn der Kalksalzgehalt vermindert ist, lässt sich dies sogar im Röntgenbild feststellen.

Am deutlichsten bemerken wir solche Veränderungen nach einem Arm- oder Beinbruch, wenn wir längere Zeit einen Gips tragen mussten. Das betroffene Körperteil ist nach der Gipsabnahme fast nicht wiederzuerkennen. Durch die Inaktivität hat sich die Muskulatur erheblich zurückgebildet, und die Beweglichkeit hat sich ebenfalls stark vermindert.

Munter und schön durch Bewegung

Laufen, flottes Gehen (Walking), Radfahren, Ski-Langlauf, aber auch jede andere Ausdauersportart fördern die Durchblutung und die Sauerstoffaufnahme. Dadurch werden Haut und Gewebe gut versorgt, die Mikrozirkulation kommt in Schwung und die so überaus wichtige Entsorgung von Schlacken wird angeregt. Deshalb bleibt die Haut länger straff und jugendlich. So einfach kann Schönheitspflege sein.

Treiben wir intensiv Sport oder arbeiten körperlich hart, dann kommen wir ins Schwitzen. Über die Poren wird Säure ausgeschieden. Dieser Schweiß kann zeitweise saurer sein als die Ausscheidungen über die Nieren.

Kaputt, aber glücklich

Körperliche Betätigung macht glücklich! Vermutlich werden durch Bewegung körpereigene Opiate, die Endorphine, frei. Man fühlt sich zwar erschöpft, ist aber glücklich und zufrieden, einen längeren Fußmarsch, eine Radtour oder eine Bergwanderung geschafft zu haben. Die Bewegung lehrt uns auch, die Leistung unseres Körpers zu schätzen!

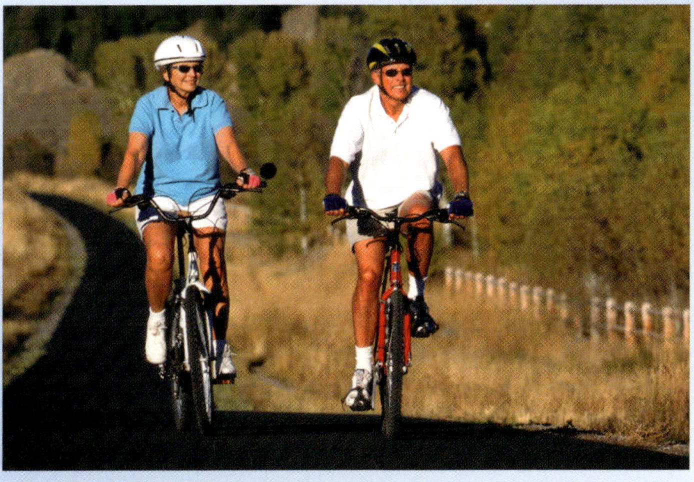

Tipp

Nach einem Arm- oder Beinbruch sollten Sie zügig mit einer Physiotherapie zum gezielten Muskelaufbau beginnen. Auch Kneipp'sche Wasserwickel um die Gelenke und Basenbäder unterstützen den Regenerationsprozess.

Tipp

Entwickeln Sie keinen falschen Ehrgeiz bei der Bewegung und verkrampfen Sie nicht. Wenn Ihr Trainingspartner mal eine größere Fitness an den Tag legt als Sie, so nehmen Sie das einfach hin. Das nächste Mal sind Sie dann unbelasteter.

Tipp

Sie müssen nicht olympiareif werden. Sie sollten sich für Ihre Gesundheit vielmehr im Rahmen Ihrer Möglichkeiten bewegen. Dann können Sie Ihren Beschwerden einfach davonlaufen!

Der medizinische Nutzen von Sport

Wenn Sie durch Sport oder zusätzliche Bewegung nur 2.000 Kilokalorien pro Woche verbrauchen, so haben Sie einen dreifach höheren Schutz vor Krebs, Herzinfarkt und Schlaganfall als jemand, der sich nur „normal“ bewegt. Im Sitzen nehmen Sie 250 Kubikzentimeter Sauerstoff pro Minute auf, beim Spazierengehen 750–1.000 Kubikzentimeter und beim Laufen mehr als 4.000 Kubikzentimeter pro Minute. Mit dem wachsenden Angebot an Sauerstoff im Blut normalisiert sich das Kortisol, das Hormon der Nebennierenrinde. Der Gehalt des Fibrinogens (ein Eiweißstoff im Blut) sinkt, wodurch das Blut besser fließt und die roten Blutkörperchen jede Stelle Ihres Bindegewebes erreichen. Der erhöhte Sauerstoffdruck verdrängt dann auch Gifte aus dem Blut.

Was Sport alles schafft

Muskeln sind reine Arbeitsorgane, die keine eigene Aktivität in Gang setzen. Doch wenn Sie Ihre Muskulatur in Bewegung halten, wird viel erreicht:

- Der Kreislauf kommt in Schwung
- Das Herz wird trainiert für höhere Belastungen
- Der Muskelstoffwechsel wird verbessert
- Der Nährstofftransport im ganzen Körper wird verbessert
- Der Abtransport von Schlacken und Säuren wird beschleunigt
- Knochen, Bänder und Sehnen werden gestärkt
- Osteoporose (Knochenabbau) wird verhindert
- Die Darmbewegung wird aktiviert und beugt Verstopfungen vor
- Die Nährstoffverarbeitung im Darm wird aktiviert
- Die Atmung wird verbessert und dadurch die Ausscheidung von Kohlensäure erhöht
- Der Zuckerverbrauch wird geregelt, die Entstehung von Diabetes mellitus kann verhindert werden
- Das Abwehrsystem wird gestärkt
- Übergewicht kann abgebaut werden
- Frohsinn und gute Laune kehren ein

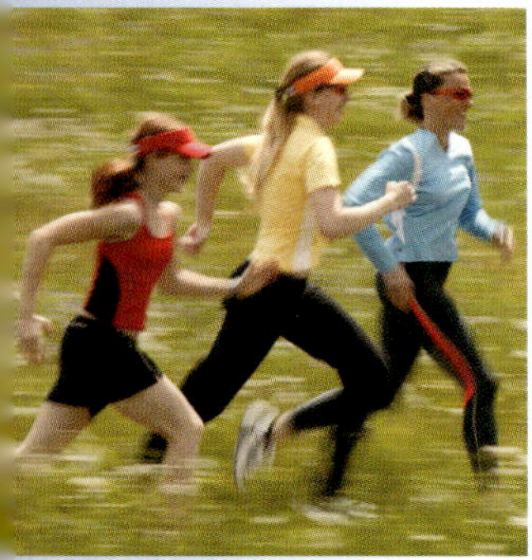

Die kleinen Fitness-Helfer

Regelmäßige Bewegung und kleinere Übungen sind immer gut. Hier einige Tipps:

- Gehen Sie kürzere Strecken zu Fuß
- Nehmen Sie die Treppe, nicht den Aufzug
- Parken Sie Ihr Auto weiter weg
- Rasenmähen, Laubfegen oder Schneeschippen hält auch fit
- Auch Hausarbeit wie Fensterputzen oder Staubsaugen stärkt den Körper

Beim Training von Herz und Kreislauf sollten Sie drei Dinge beachten:

- Die Bewegung sollte 20–30 Minuten dauern, erst dann kommt es zu einem Trainingseffekt für Herz und Kreislauf.
- Die Belastung sollte hoch und intensiv genug sein, loten Sie Ihre Grenzen aus. Der Pulsschlag sollte einen Wert von 180 minus Lebensalter betragen. Mit 30 Jahren ist also ein Belastungspuls von 150, mit 65 Jahren ein Belastungspuls von 115 normal.
- Die körperliche Aktivität sollte möglichst dreimal pro Woche stattfinden.

Können Sie alle drei Punkte umsetzen, ist das ideal. Aber schon wer oft das Auto stehen lässt, möglichst viel Rad fährt, Treppen steigt, statt den Aufzug zu nehmen, erreicht einiges.

Tipp

Stellen Sie einen Wochenplan für Ihre Bewegung auf und halten Sie sich daran. Sie werden stolz auf sich selbst sein, wenn Sie Ihr Sportprogramm geschafft haben!

Welche Bewegung ist für mich richtig?

Jede Bewegung, die Ihnen Spaß macht! Wenn Sie sich nur bewegen, weil Sie „müssen", also halbherzig an die Sache herangehen, werden Sie auch nur den halben Erfolg spüren. Sie verlieren womöglich die Lust und geben auf. Also suchen Sie sich Ihre Sportart gezielt aus!

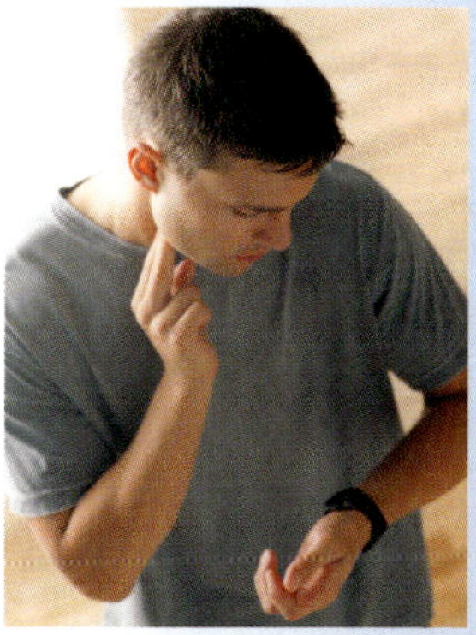

Aerobes und anaerobes Training

Die Sportmedizin unterscheidet zwischen aerobem Training (Training im Sauerstoffbereich) und anaerobem Training (Training im Sauerstoffmangelbereich). Sicherlich haben Sie schon davon gehört, dass man im aeroben Bereich trainieren sollte, insbesondere dann, wenn

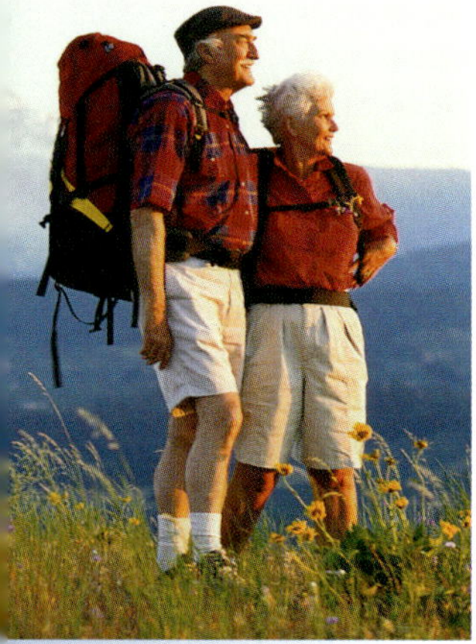

Durchschnittlicher Kalorienverbrauch bei Alltagssportarten:

- *** Inlineskaten, Judo (und andere Kampfsportarten), Laufen, Mountainbiking, Radfahren (zügig), Schwimmen, Ski-Langlauf, Squash, Ski-Alpin
- ** Aerobic, Bergwandern, Golf, Fußball, Nordic Walking, Reiten, Segeln, Tanzen, Tauchen, Tennis
- * Kegeln, Wandern

Diese Einordnung kann nur ein Annäherungswert sein, da bei allen Sportarten die Intensität der Ausführung den Kalorienverbrauch beeinflusst.

Es gibt natürlich noch viele andere Möglichkeiten, vor allem Mannschaftssportarten. Wenn Sie keinen Sport treiben möchten, erledigen Sie körperliche Arbeiten selbst und gehen Sie viel zu Fuß.

man Fett abbauen möchte. Dafür sind ganz bestimmte Laktatkonzentrationen einzuhalten.

Je untrainierter Sie am Anfang sind, umso höher ist die Laktatbildung in der Muskulatur, das heißt die Muskelmilchsäurebildung. Je niedriger dieser Wert unter Belastung ist, umso günstiger ist Ihr Trainingseffekt und umso höher die Qualität Ihres Fettstoffwechsels. Das wiederum nützt dem oft sehr belasteten Immunsystem.

Unter idealen Bedingungen hat das Training eine beruhigende und ausgleichende Wirkung auf die Herzfrequenz. Sie fühlen sich dann insgesamt einfach besser, das heißt fitter.

Info

Messen kann man die Konzentration der Milchsäure im Blut. Ein Tropfen vom Ohrläppchen genügt schon.

Massagetherapie

Massageanwendungen und Fangopackungen werden in der allgemeinmedizinischen Praxis nach wie vor gewünscht, um schmerzende Muskeln wieder geschmeidig zu machen. Sie sind in unserer Zeit oft auch „Streicheleinheiten für die Seele“. Das Gesundheitsreformgesetz erlaubt noch, Massagen zu verschreiben, sofern sie sinnvoll erscheinen. Unter Berücksichtigung des Säure-Basen-Haushalts möchte ich auf einige Punkte bei der Massagetherapie aufmerksam machen.

Lokale Übersäuerungszustände finden sich nicht nur im Gehirn, am Herzen oder an den Beinen, sondern treten als Gewebeknoten auch im Bereich der Muskulatur auf. Wirbelsäule, Schultern, Oberarme und -schenkel können durch die Ablagerung von Säuremolekülen vom Lösungs- in den Gelzustand übergehen. Diese Knoten können sehr schmerzhaft sein und werden oft als Weichteilrheuma diagnostiziert. Die reine schulmedizinische Therapie mit Schmerzmitteln verstärkt die Beschwerden häufig noch, da durch die Einnahme von Rheumamitteln der Magen angegriffen wird.

Grundlage einer guten Massagetherapie sollte deshalb eine intensive Entsäuerung sein, zumal durch die Einwirkung des Masseurs in der Muskulatur Säuren freigesetzt werden. Damit die so freigesetzten Säuren neutralisiert und ausgeschieden werden können, sollte man während einer Massagetherapie Basenmedikamente einnehmen und nach Möglichkeit eine biologische Ausleitung mit naturheilkundlichen Mitteln vornehmen, die den Körper anreizen, seine Schadstoffe besser auszuscheiden.

Tipp

Wenn Sie sich einer Massagetherapie unterziehen, sollten Sie eiweißfreie oder eiweißarme Ernährungstage einlegen und viel Wasser trinken. So leisten Sie einen wirklichen Beitrag zu Ihrer Gesundheit!

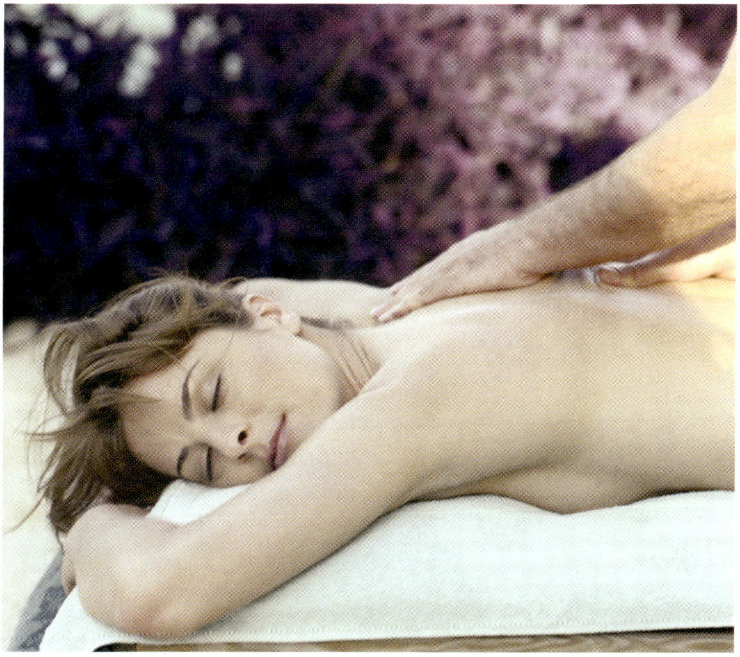

Zwischen den Behandlungen kann die Wirkung einer Massage durch eine Basensalbe unterstützt werden. Hier ist die Natronsalbe nach Oetinger zu empfehlen, die Sie sich in der Apotheke aus folgenden Bestandteilen anrühren lassen können:

- Natrium bicarbonicum 3 g
- Aqua dest. 22 g
- Eucerin anhydr. ad. 50 g

Die Haut

Info

Temperaturreize fördern die Durchblutung der Haut. Das merken Sie beim kalten Abduschen nach einem Saunagang, aber auch, wenn Sie im Winter nach einem Spaziergang wieder ins Warme kommen.

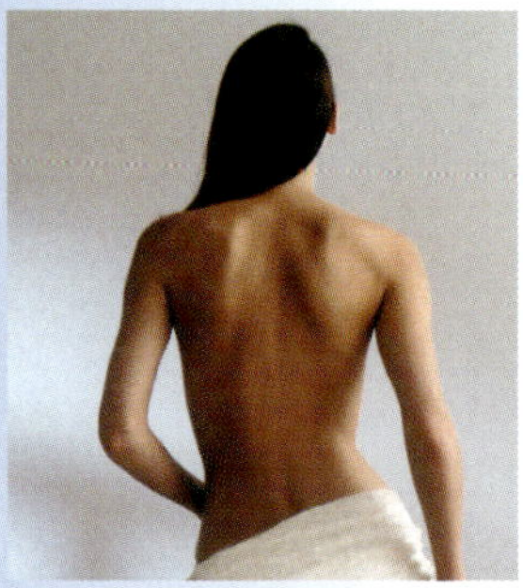

Die gesunde Haut ist leicht rosa, samtartig, weich, glatt und rein. Sie wird vom Blut mit Nährstoffen versorgt, und auf diesem Weg kommt es normalerweise auch zur Entsorgung ausscheidungspflichtiger Abfallstoffe. Klappt das nicht und bleiben Abfallstoffe zurück, werden auch Aussehen und Struktur der Haut beeinträchtigt.

So aktivieren Sie Ihr Bindegewebe

Cellulitis ist für viele Frauen ein Schreckgespenst. Die Ursache ist auch hier ein Säureüberschuss, infolgedessen sich das Bindegewebe verhärtet, die kollagenen Fasern erstarren und die Hautoberfläche uneben wird. Besonders betroffen sind Gesäßbacken und Oberschenkel.

Wenn Sie mit Daumen und Zeigefinger eine Hautfalte abheben, sehen Sie die poröse Oberfläche, die wie eine Orangenhaut aussieht. Mit diesem Handgriff können Sie aber auch systematisch Ihre Haut – beziehungsweise Ihr Bindegewebe – aktivieren. Beginnen Sie im unteren Bereich des Oberschenkels und lassen Sie die Hautfalte langsam nach oben wandern. Fahren Sie jeweils mit der daneben liegenden Hautpartie fort, bis Sie den ganzen Oberschenkel massiert haben.

Um den Abbau der gelösten Säuren zu unterstützen, massieren Sie anschließend die schon genannte Basensalbe oder die Ionensalbe nach Dr. Helmbold ein. Beide Salben erhalten Sie in der Apotheke.

Abreibungen

Bei der Entsäuerungskur habe ich Sie schon auf das Trockenbürsten hingewiesen, eine uralte Methode, die Durchblutung der Haut anzuregen. Sie nehmen ein Frotteetuch oder einen Massageschwamm und reiben damit zum Herzen hin, von unten nach oben beziehungsweise von außen nach innen. Beginnen Sie mit dem linken Bein, dann folgen das rechte Bein, der linke und der rechte Arm, schließlich Bauch, Brust und Rücken. Reiben Sie immer zum Herzen hin. Wenn Sie anschließend warm und kalt duschen und sich dann gut abfrottieren, werden Sie sich wie neu geboren fühlen!

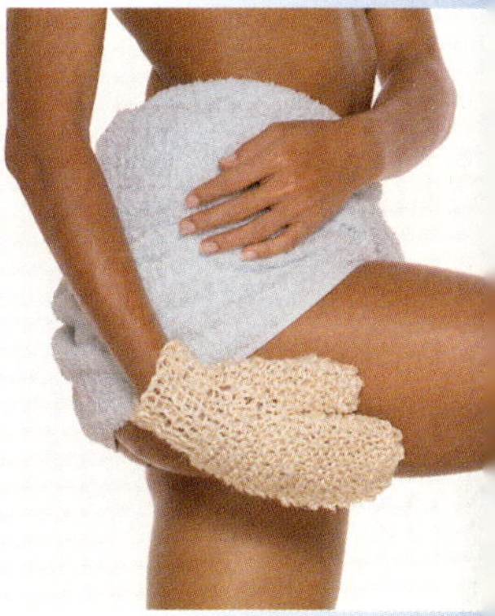

Fit im Kopf

Ebenso wichtig wie die körperliche Fitness ist für die Gesundheit die psychische Ausgeglichenheit. Bei allen Aktivitäten sollte man gelassen bleiben, und keinesfalls einem Fitness-Wahn verfallen!

Wenn Sie also einmal keine Lust haben, sich großartig zu bewegen oder Sport zu treiben, dann lassen Sie es eben. Selbst wenn es einige Tage dauert, ist das nicht schlimm, solange Sie Ihr Ziel nicht aus den Augen verlieren.

So motivieren Sie sich

Falls Sie Sorge haben, die Motivation für das Erreichen Ihrer Ziele zu verlieren, hilft ein Trick: Führen Sie ein kleines Tagebuch, in dem Sie alle Erfolge verzeichnen. Wir neigen ja dazu, die unangenehmen Dinge schnell zu vergessen. So habe ich schon oft in der Sprechstunde erlebt, dass Patienten keine Besserung zu spüren glaubten. Ich hatte aber die Anfangsbeschwerden notiert, die dann weitgehend abgeklungen oder verschwunden waren. Den Patienten selbst war das gar nicht so bewusst.

Für Ihr persönliches Erfolgserlebnis ist es wichtig, dass Sie hin und wieder nachlesen können, was sich zum Positiven verändert hat. Das beugt der pessimistischen Haltung „Es hat doch eh keinen Sinn!" vor.

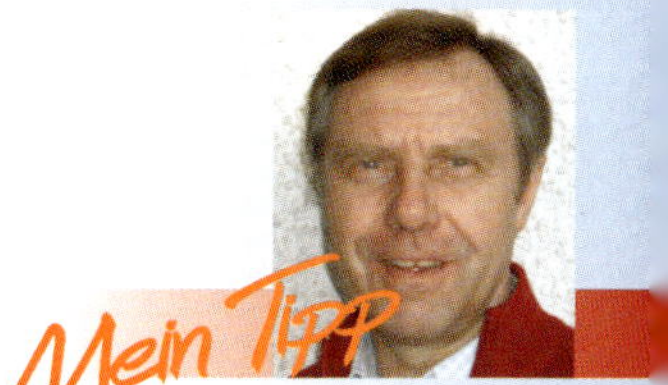

Vergessen ist menschlich, deshalb führen Sie ein kleines Tagebuch über Ihre Beschwerden und deren Besserung. Das motiviert!

Entspannung – die Seele baumeln lassen

Seelische und körperliche Anspannung führen zu Säureproduktion. Deshalb müssen auf derart anstrengende Phasen zyklusmäßig Zeitabschnitte der Entspannung und Erholung folgen. Andernfalls verschiebt sich der Säure-Basen-Haushalt in Richtung sauer.

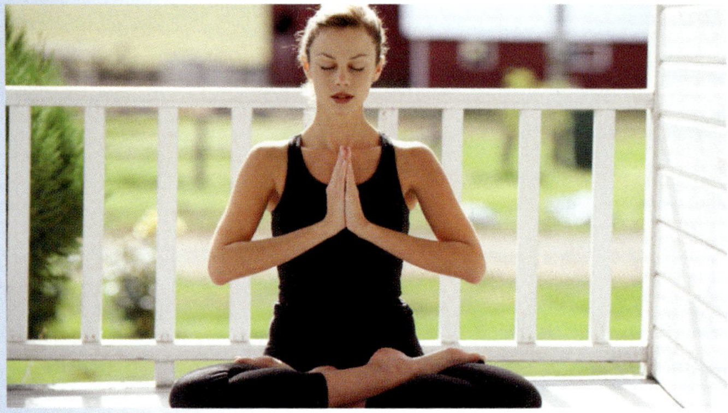

Ein glückliches Familienleben ist ein guter Ausgleich für Spannungen im Beruf. Denn ein Mensch, der ständig negativem Stress ausgesetzt ist, kann auch ohne die klassischen Risikofaktoren einen Herzinfarkt erleiden, während der ruhige, ausgeglichene und gelassene Mensch mit Übergewicht davon möglicherweise verschont bleibt.

Entspannungsübung schnell und einfach

Ich stelle Ihnen hier eine Übung aus dem Hatha-Yoga vor, die unruhige Nerven beruhigt und schnell entspannt. Sie hilft auch gegen Schlaflosigkeit und kann Kopfschmerzen lindern.

Setzen Sie sich aufrecht hin. Heben Sie die rechte Hand und verschließen Sie mit dem Ringfinger dieser Hand das linke Nasenloch. Atmen Sie jetzt tief durch das rechte Nasenloch ein und zählen Sie dabei langsam bis 4. Jetzt verschließen Sie mit dem Daumen zusätzlich das rechte Nasenloch und halten den Atem kurz an. Öffen Sie nun das linke Nasenloch und atmen Sie in 4–8 Sekunden vollständig aus. Atmen Sie durch dasselbe Nasenloch wieder ein, schließen Sie es mit dem Ringfinger und halten Sie den Atem kurz an. Nun durch das andere Nasenloch wieder ausatmen. Für den Anfang reichen 5–10 Atemzüge aus.

Balsam für Seele und Gemüt

Auch die Art unserer Emotionen wirkt sich auf unser Wohlbefinden aus. Es ist ein Wechselspiel zwischen Körper und Psyche. Negative Gefühle wie Hass, Aggressivität, Frust oder Jähzorn bedeuten negativen Stress und lassen uns im wahrsten Sinne des Wortes „sauer" werden. Liebe, Demut, Harmonie und Freude produzieren positive Energien, die sich auf unseren Körper basisch auswirken und uns somit gut tun.

Die Säurebildner	Die Basenbildner
Aggressivität	Toleranz
Stress	Ruhe
Frust	Lebensfreude
Grausamkeit	Spaß
Hass	Liebe
Intoleranz	Großzügigkeit
Lügen	Wahrheit
Maßlosigkeit	Demut
Sucht	Harmonie
Dunkelheit	Licht
Elektrosmog	Meditation
Erdstrahlen	Naturerlebnis

Wir wissen schon lange, dass Lachen gesund ist. Aber was geschieht eigentlich bei diesem Freudenausbruch? Es ist ganz einfach: Ihr Brustkorb wird bewegt, dadurch strömt vermehrt verbrauchte Luft aus und frische Luft in die Lunge ein. Lachen ist eine Sauerstoffdusche für Ihren Körper!

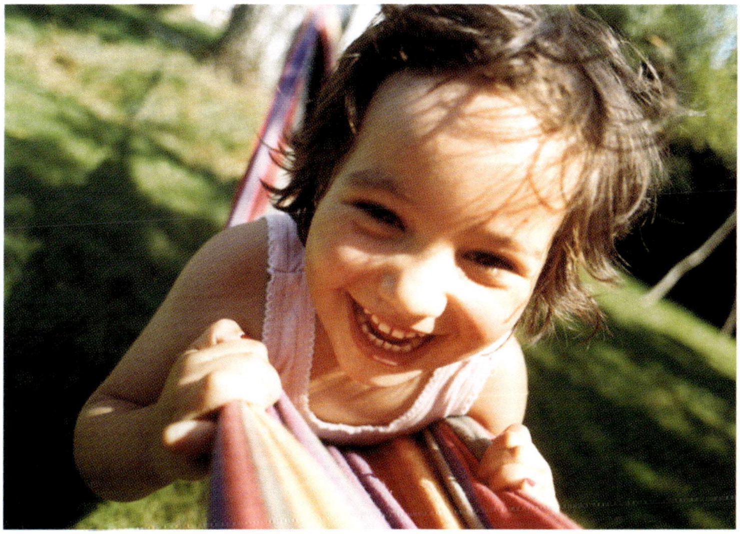

Tipp

Lassen Sie sich doch einfach von einem Kinderlachen anstecken. Diese Art der Ansteckung ist äußerst heilsam!

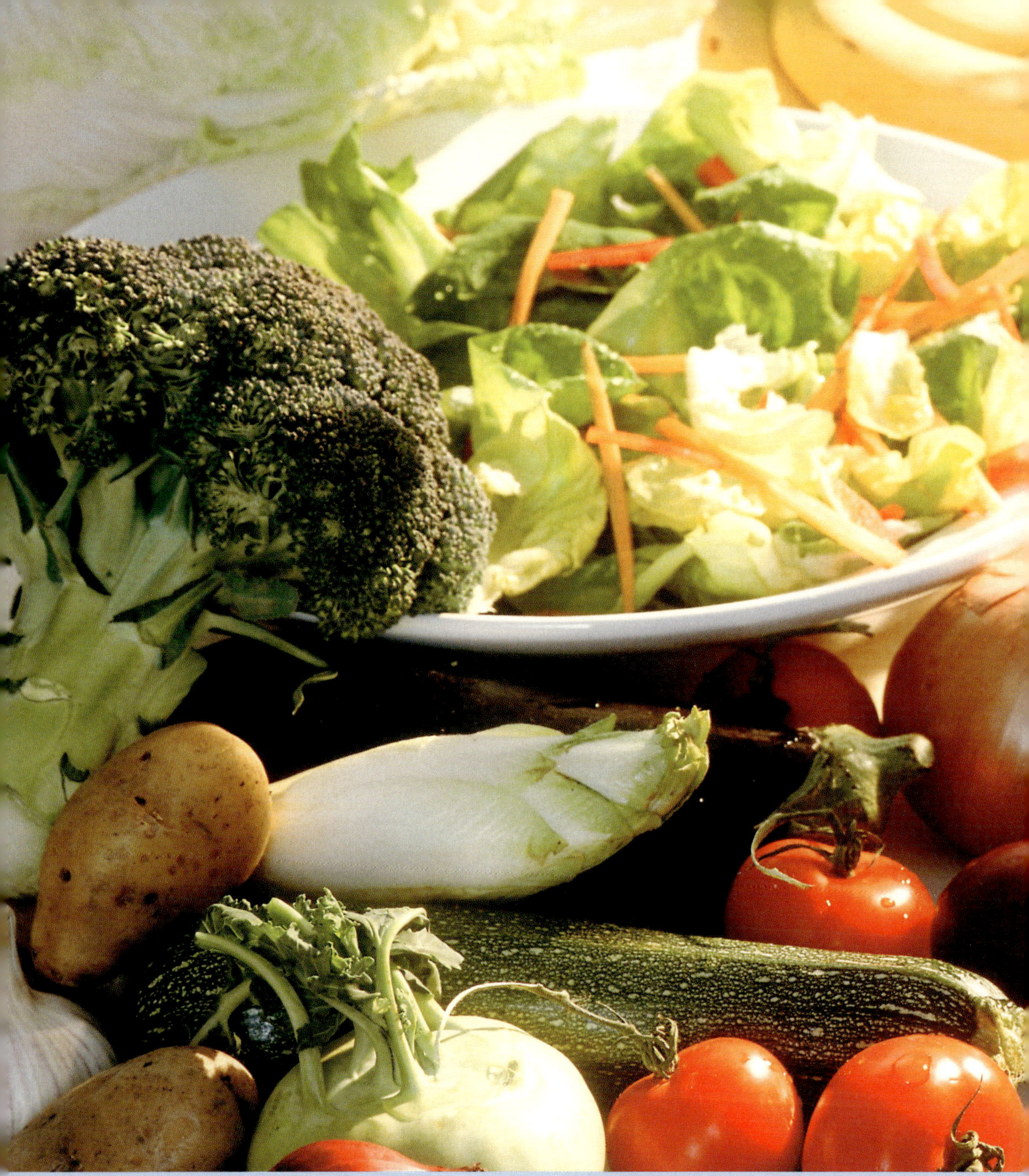

Fitness-

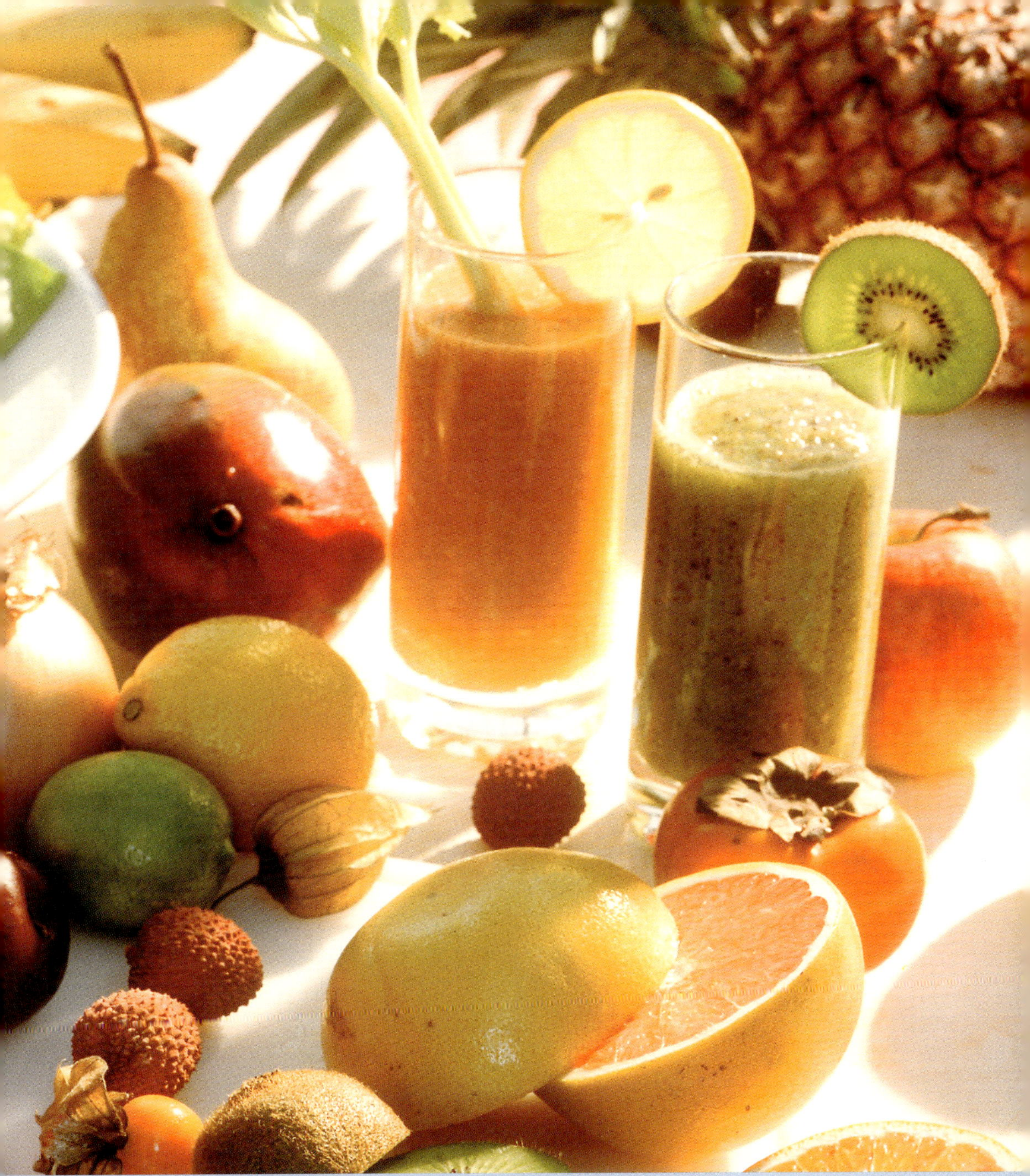

Praxis

Fitness-Helfer

Wasser ist die Hauptenergiequelle in unserem Körper, es steuert unzählige Funktionen des Organismus und trägt maßgeblich zu unserer Fitness bei. In diesem Sinn ist Wasser der Fitness-Helfer Nummer eins.

Wasser bedeutet Leben und Energie

Wasser ist der Schlüssel zur Entstehung des Lebens auf unserem Planeten, nur wo Wasser ist, ist auch Leben! Die Erdoberfläche ist zu zwei Dritteln von Wasser bedeckt; der Mensch besteht zu 60–70 Prozent aus Wasser. Damit unser Organismus störungsfrei funktioniert, muss immer ausreichend Wasser in guter Qualität in unserem Körper vorhanden sein. Da unser Körper auf unterschiedliche Weise Wasser verbraucht und ausscheidet, ist es so wichtig, dass wir immer wieder ausreichend Wasser „nachfüllen".

Info

Sie können die Bedingungen in unserem Körper in gewisser Weise mit dem Zustand in einem See vergleichen. Auch unser Organismus darf nicht übermäßig verschmutzt werden und braucht Sauerstoff, um das biologische Gleichgewicht zu wahren.

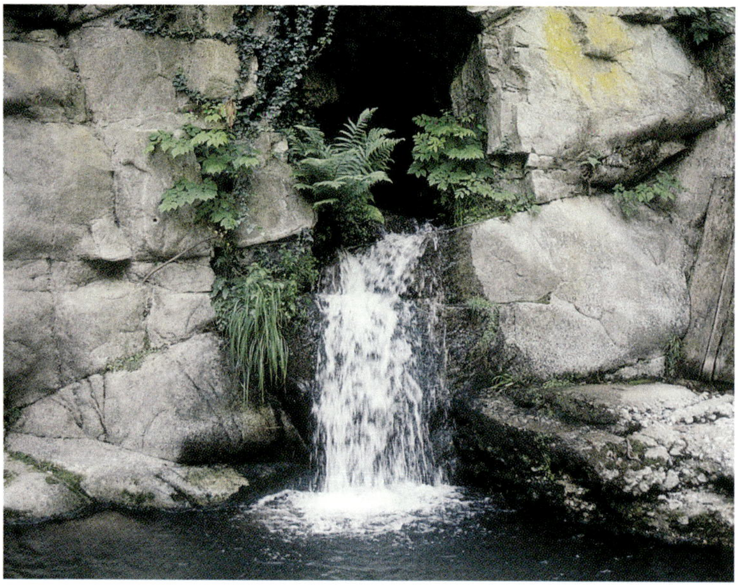

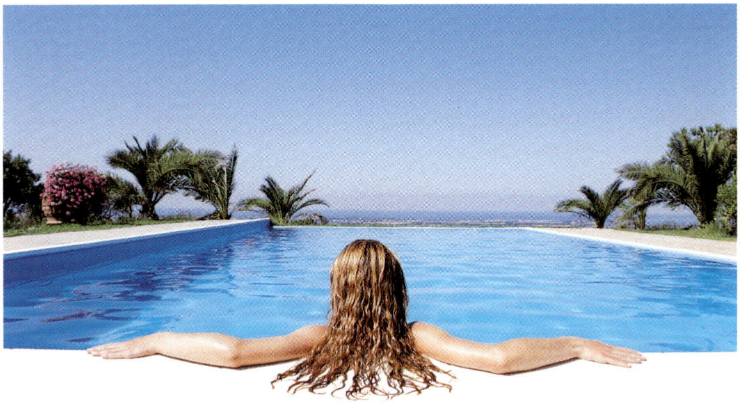

Da Wasser durch seine Ionenstruktur Schmutzpartikel binden kann, können wir sogar mit klarem Wasser waschen. Eine Funktion, die Wasser auch in unserem Körper erfüllt. Bereits das neugeborene Kind kann durch Umwelteinflüsse während der Schwangerschaft oder durch eine ungesunde Lebensweise der Mutter vorbelastet sein. In der Kindheit kommen eventuell weitere Belastungen durch die häufige Einnahme von Antibiotika und fiebersenkenden Medikamenten hinzu. Alle diese Einflüsse hinterlassen in unserem Körper Spuren. Reines, kohlensäurearmes oder -freies Wasser hilft dem Organismus, die gesundheitsgefährdenden Stoffe herauszuwaschen.

Info

Was wir in Bezug auf Ernährung als Kinder nicht gelernt oder erlebt haben, ist in unserem Erfahrungsschatz nicht verankert und kann später nur mit Mühe nachgeholt werden.

Der Mensch ist ein Gewohnheitstier

Frühkindliche Prägungen sind in Bezug auf die Ernährung besonders stark. Wenn schon Babys mit gesüßten Getränken, und dazu gehören auch Kindertees, vertraut gemacht werden, mögen sie später am liebsten Limonade oder Schokogetränke. Kinder, die nur Wasser oder ungesüßten Tee kennen, sind damit ebenso zufrieden und leben gesünder. Eltern sollten bedenken, dass sich die Gewöhnung an stark gesüßte oder gewürzte Lebensmittel später nur mit viel Mühe wieder rückgängig machen lässt. In meiner Sprechstunde erlebe ich, dass Erwachsene, besonders Frauen, erst wieder lernen müssen, reines Wasser zu trinken.

Was bewirkt Wasser in unserem Körper?

Als der pakistanische Arzt F. Batmanghelidj aus politischen Gründen in seinem Land in Haft war, hatte er ein Schlüsselerlebnis, das ihn später bewog, intensiv die Wirkung des Wassers auf die Gesundheit zu erforschen. Er konnte damals einen Mitgefangenen dadurch von starken Magenschmerzen befreien, dass er ihm 2 Glas Wasser zu trinken gab.

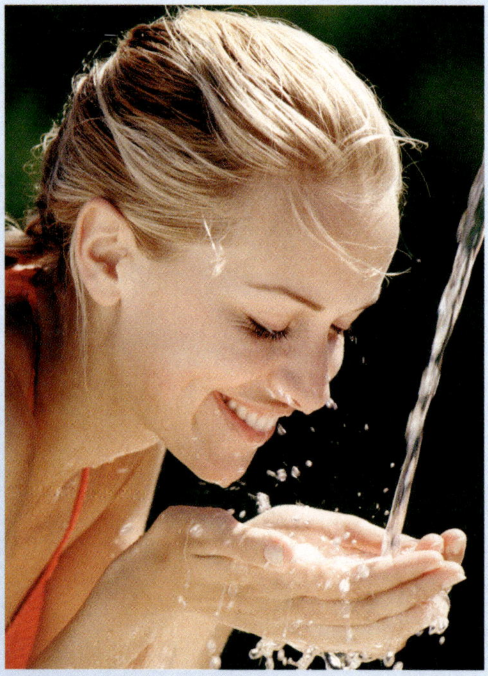

In seinen späteren wissenschaftlichen Arbeiten führte Batmanghelidj aus, dass Wassermangel beziehungsweise lokale oder auch generelle Dehydratation zu drei Gruppen von Krankheitsbildern führt:

Auf emotionaler Ebene: Man fühlt sich müde, reizbar, ängstlich, mutlos und depressiv. Der Kopf ist schwer, man schläft schlecht, und leidet unter Angstzuständen.

Selbstregulation des Körpers: Es entstehen folgende Krankheitsbilder: Asthma, Allergien, Bluthochdruck, Verstopfung.

Notsignale des Körpers bei lokalem Wassermangel: Sodbrennen, Verdauungsbeschwerden, Herzschmerzen, Kreuzschmerzen, Migräne, rheumatische Gelenkschmerzen, Weichteilrheumatismus, Übelkeit während der Schwangerschaft, Bulimie.

Nach Batmanghelidj ist Wasser unsere Hauptenergiequelle, es steuert, unter anderem als Bestandteil des Blutes, bestimmte Körperfunktionen. Wasser

- dient dazu, die Nahrung in kleinere Bestandteile zu zerlegen, zu verstoffwechseln und in den Körper einzuschleusen
- ist das Hauptlösungsmittel für alle Nahrungsmittel, Vitamine und Mineralien
- ist verantwortlich für den Transport aller Stoffe im Körper
- liefert den Zellen Sauerstoff
- transportiert Kohlensäure von den Zellen zur Lunge, wo sie abgeatmet wird
- verdünnt das Blut und vermindert dadurch das Risiko von Herzinfarkten, Schlaganfällen und Durchblutungsstörungen
- liefert die Kraft und die elektrische Energie für alle Gehirnfunktionen
- verlängert die Konzentrationsfähigkeit
- beugt dem altersbedingten Gedächtnisschwund vor
- vermindert Stress, Angst und Depressionen
- steigert die Arbeits- und Leistungsfähigkeit
- sammelt giftige Abfallstoffe aus verschiedenen Körperteilen und transportiert sie zu Leber und Nieren, damit sie ausgeschieden werden können
- ist das Hauptgleitmittel in den Gelenkspalten

- füllt die Bandscheiben zu stoßdämpfenden Wasserkissen auf
- hilft Arthritis und Rückenschmerzen zu verhindern
- beugt der Ablagerung von Giftstoffen in allen Geweben, Gelenken, in den Nieren, der Leber, im Gehirn und in der Haut vor
- kann diese Ablagerungen auch wieder auflösen
- steigert die Leistungsfähigkeit des Immunsystems im Knochenmark
- stärkt die Immunabwehr gegen Krebs
- ist das beste Abführmittel und verhindert Verstopfung
- verhütet Schäden an der DNA und sorgt zugleich für Reparaturmöglichkeiten
- vermindert die Auswirkungen des Alterunsprozesses
- strafft die Haut
- lindert prämenstruelle Beschwerden und Hitzewallungen
- fördert die Bildung der Sexualhormone (Wassermangel ist einer der Hauptgründe für Impotenz und Libidoverlust)
- hilft beim Abnehmen
- mindert den Suchtdrang zu Koffein und Alkohol
- kann nicht gespeichert werden, es muss deshalb regelmäßig zugeführt werden

TIPP

Tun Sie sich und Ihrem Körper einen Gefallen und trinken Sie viel Wasser. Wenn Sie nicht daran gewöhnt sind, wird es Ihnen anfangs schwer fallen, ein ganzes Glas Wasser in einem Zug zu leeren. Lassen Sie sich einfach 5 Minuten Zeit dafür. Es lohnt sich!

Viele Menschen trinken den ganzen Tag über nicht mehr als eine Tasse Kaffee zum Frühstück und essen vielleicht mittags noch einen Teller Suppe. Wird dem Körper nun reichlich reines Wasser zugeführt, so merkt dieser in Sekundenschnelle, was ihm Gutes widerfährt, und öffnet seine Giftschleusen. Als unangenehme, aber notwendige Folge dieser plötzlichen Entgiftung kann es zu Übelkeit und Erbrechen kommen. Lassen Sie sich davon nicht abschrecken, die positiven Auswirkungen des Wassers auf Ihren Organismus werden Sie überzeugen.

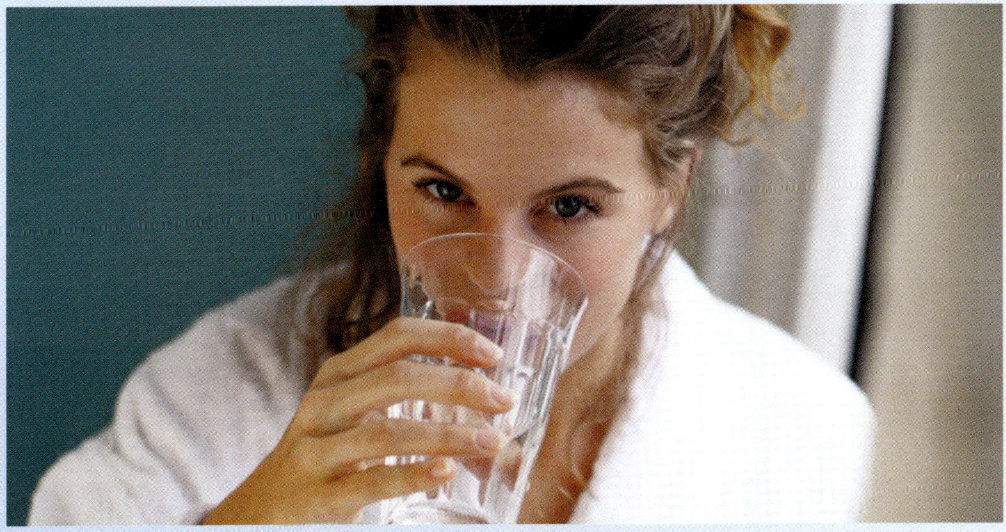

Fit durch Mineralstoffe

Für Ihren Säure-Basen-Haushalt und somit auch für Ihre physische und psychische Fitness sind die folgenden Mineralstoffe wichtig.

Kalium

Ein Mensch mit einem Gewicht von 70 Kilogramm hat ungefähr 140 Gramm Kalium im Körper: 97–98 Prozent davon befinden sich innerhalb der Zellen, nur ca. 2 Prozent liegen als Serumkalium im Blut vor und können dort auch gemessen werden.

Info

Herzbeschwerden, deren Ursache nicht klar erkennbar ist, sind meiner Erfahrung nach fast immer Kaliummangelzustände. Ein Therapieversuch lohnt sich in jedem Fall. Ein Kaliumüberschuss im Körper ist nicht zu befürchten, da dieses Mineral von einer gesunden Niere problemlos ausgeschieden werden kann.

Kalium hat folgende Aufgaben:

- Hauptbestandteil der Mineralien im Innenraum der Zelle
- Aktivierung von Enzymsystemen
- Erregung von Muskel- und Nervenzellen
- Förderung des Energiestoffwechsels im Herzen
- Mitwirkung beim Zuckertransport in der Zelle
- Mitwirkung bei der Biosynthese von Glykogen und Protein

Alle diese Funktionen im Organismus wirken sich auf unsere Leistungsfähigkeit aus. Es ist also auch im Hinblick auf die Fitness sinnvoll, den Kaliumgehalt im Körper zu überprüfen, zumal Mangelzustände zu beschleunigtem Herzschlag oder sogar Rhythmusstörungen, zu Muskelschwäche und „Ameisenlaufen“ sowie zur Schwächung der Reflexe und der Darmtätigkeit führen können.

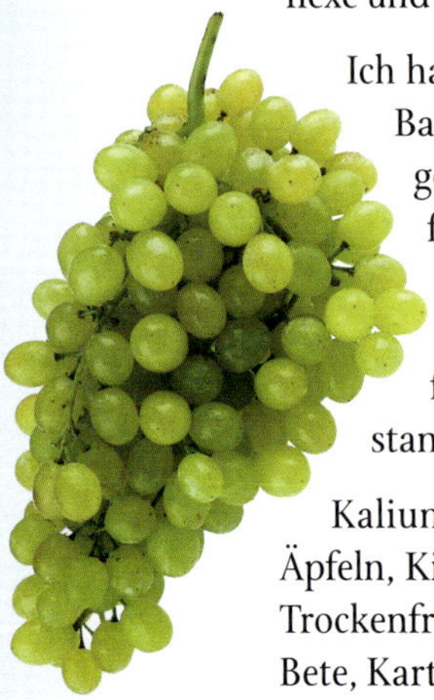

Ich habe in letzter Zeit bei vielen Patienten und Patientinnen die Basenpuffer und den extrazellulären Kaliumgehalt im Körper gemessen. In sehr vielen Fällen ging der Abfall der Basenpuffer im Blut mit einem Kaliummangel einher. Überwiegend befand sich der Kaliumgehalt an der unteren Grenze oder im unteren Drittel des Sollbereichs. Mit einer Kaliumzufuhr konnten in den meisten Fällen die durch den Mangelzustand ausgelösten Beschwerden in kurzer Zeit behoben werden.

Kalium ist als natürlicher Nahrungsbestandteil enthalten in Äpfeln, Kirschen, Weintrauben, Aprikosen, Bananen, in Hülsen- und Trockenfrüchten sowie in Artischocken, Mohrrüben, Kohlrabi, Roter Bete, Kartoffeln und in Pumpernickel.

Natrium

Unsere Muskeln brauchen Natrium. Es ist notwendig für die Muskelkontraktion und beugt Muskelkrämpfen vor. Natrium aktiviert außerdem die Enzyme, ist an der Aufnahme von Kohlenhydraten und Aminosäuren beteiligt sowie an der Regulation des Wasserhaushalts, des Säure-Basen-Gleichgewichts und der Erregbarkeit von Nerven und Muskeln. Über den Schweiß verliert unser Körper Natrium. Menschen, die viel schwitzen, sollten deshalb Natrium zu sich nehmen.

Bei Mangelzuständen kommt es zu niedrigem Blutdruck, Apathie (Teilnahmslosigkeit), Muskelkrämpfen, Wasseransammlungen und zu einer allgemeinen Übersäuerung mit den bereits beschriebenen Einschränkungen für Ihre Leistungsfähigkeit.

Natrium ist enthalten in Fleisch- und Wurstwaren, Hartkäse, Räucherfisch, Mineral- und Heilwässern und natürlich auch in Speisesalz.

Tipp

Der Natriumgehalt vermindert sich durch übermäßiges Schwitzen. Wer also einer schweißtreibenden Sportart nachgeht, sollte auf eine ausreichende Natriumzufuhr achten.

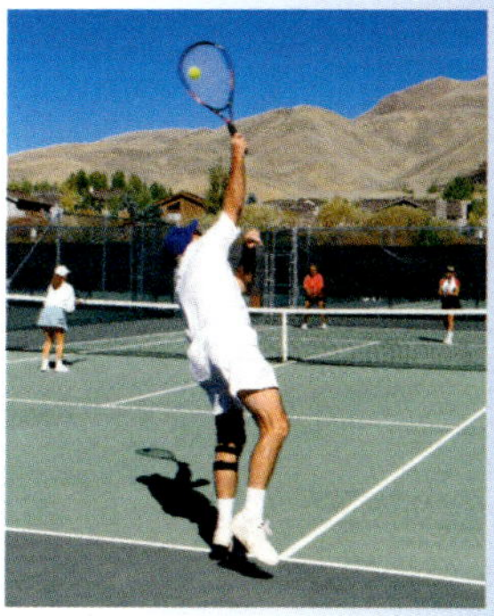

Das Salz und der Blutdruck

In den letzten Jahrzehnten ist bei Bluthochdruckpatienten immer vor einer zu hohen Einnahme von Kochsalz (Natriumchlorid) gewarnt worden. Allerdings geht nur bei wenigen Menschen durch eine Salzempfindlichkeit tatsächlich der Blutdruck in die Höhe. Natrium ist als Natriumhydrogencarbonat auch in Heilwässern enthalten. Untersuchungen mit dem Wasser Staatl. Fachingen haben ergeben, dass nach Genuss des Wassers der Blutdruck sank. Salz ist also nicht gleich Salz!

Calcium

Calcium ist unentbehrlich für unsere Knochen- und Zahnsubstanz. Aber auch zur Blutgerinnung und zur Muskelkontraktion wird dieser Mineralstoff benötigt. Der Körper eines Erwachsenen hat ungefähr 1 Kilogramm Calcium gespeichert. Führen wir Calcium von außen zu, so kann der Körper nur einen bestimmten Prozentsatz davon aufnehmen. Wie viel genau, hängt von verschiedenen Faktoren ab. Durch einen Vitamin-D-Mangel oder durch einen zu hohen Ballaststoff- oder

Info

Eine zu geringe Natriumzufuhr beeinträchtigt nicht nur die Muskulatur, auch ein Anstieg des Cholesterinspiegels kann die Folge sein.

Info

Nur 20–40 Prozent des Calciums in der Nahrung werden tatsächlich vom Körper aufgenommen. Um einem Mangel vorzubeugen, sollte schon bei Kindern auf eine calciumreiche Ernährung geachtet werden.

Oxalsäuregehalt (zum Beispiel durch den übermäßigen Verzehr von Spinat oder Rhabarber) wird die Aufnahme des Mineralstoffs im Darm vermindert. Verbessert werden kann die Calciumaufnahme durch die gleichzeitige Aufnahme von Milchzucker.

Calcium ist vor allem enthalten in Milchprodukten, Gemüse, Mineral- und Heilwässern. Erhält der Körper nicht genügend Calcium, baut er das Calcium in der festen Knochensubstanz ab (Osteoporose).

Zink

Zink ist wichtig für Wundheilung und Wachstum. Gleichzeitig sorgt Zink als Zentralmolekül des Enzyms Carboanhydrase für den Abtransport des Kohlendioxids während der Atmung. Die Bauchspeicheldrüse braucht Zink für die Produktion des Insulins.

Info

Ohne Zink kein Insulin, deshalb sollten insbesondere Diabetiker auf eine ausreichend hohe Zinkzufuhr achten.

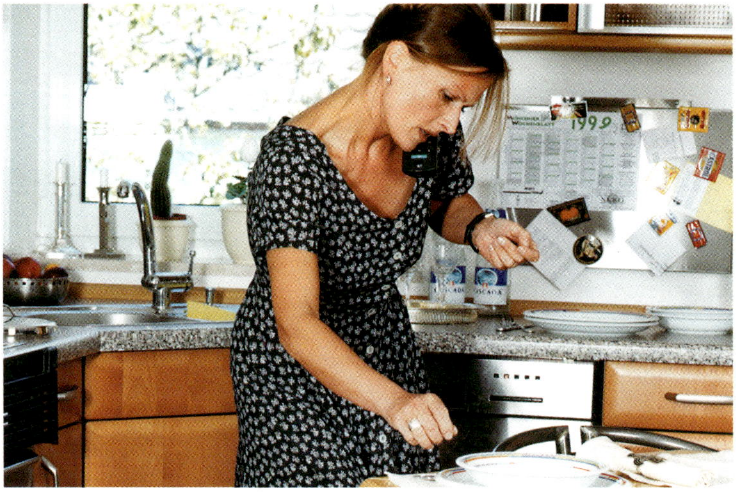

Bei psychischem und körperlichem Stress wird vermehrt Zink über den Urin ausgeschieden. Zinkverarmung erhöht die Infektanfälligkeit und führt zu Appetitlosigkeit. Fehlende Geschmacksempfindung kann ein Hinweis auf Zinkmangel sein.

Hülsenfrüchte (besonders Bohnen), Vollkornbrot, Weizenkleie und Kürbiskerne enthalten Zink. Ähnlich zinkreich sind auch Innereien, Muskelfleisch, verschiedene Fischarten (Sprotten und Hecht) sowie Austern und Schalentiere.

Magnesium

Magnesium ist fast überall in unserem Körper zu finden, jedoch nur zu einem geringen Teil im Blut. Über 300 Steuersubstanzen unseres Stoffwechsels benötigen diesen Mineralstoff. Da liegt es auf der Hand, dass Magnesium für Fitness und Wohlergehen äußerst wichtig ist.

Magnesium beugt unterschiedlichen Formen von Krämpfen in der Muskulatur, aber auch im Herz- oder Magen-Darm-Bereich vor. Mangelzustände führen zu:

- Schwindel, Kopfdruck, Benommenheit, Konzentrationsschwäche oder Durchblutungsstörungen im Gehirn bis hin zu nervösen, depressiven oder anfallartigen Störungen
- Krämpfen der Herzkranzgefäße, es können Herzrhythmusstörungen mit Extraschlägen auftreten
- Übelkeit, Erbrechen, Darmverkrampfungen und Durchfall
- Waden- und Fußsohlenkrämpfen sowie Beschwerden in der Wirbelsäulenmuskulatur
- Taubheitsgefühlen in den Händen oder im Gesicht sowie Kau- und Schluckkrämpfen

Sinken kann der Magnesiumgehalt im Körper bei einem Calciumüberschuss, einem zu hohen Blutzuckerspiegel, vermehrtem Alkoholgenuss, bei Überproduktion der Schilddrüsenhormone, Einnahme wassertreibender Mittel und insbesondere bei einer Stoffwechselübersäuerung. In diesen Fällen scheidet der Körper vermehrt Magnesium über die Nieren aus.

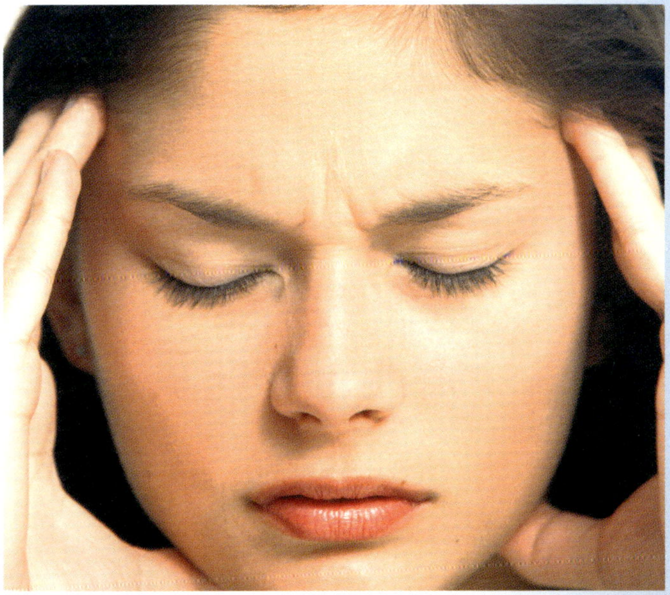

Um Magnesium auf natürliche Weise zuzuführen, essen Sie Obst- und Gemüsesorten wie Bananen, Brombeeren, Spinat, Grünkohl und Rote Bete.

Info

Durch Schwitzen verliert der Körper Magnesium, und meist nehmen wir über die Nahrung nicht genügend zu uns, um diesen Verlust auszugleichen. Zusätzlich kann Magnesium in Tablettenform eingenommen werden.

Tipp

Besonders für Frauen mit starker Monatsblutung oder in der Schwangerschaft ist eine Eiseneinnahme sehr hilfreich.

Eisen

Eisen ist Bestandteil der roten Blutkörperchen und unentbehrlich für den Sauerstofftransport und die Sauerstoffverwertung. Sauerstoff wird für die Bereitstellung von Energie in den Zellen benötigt; ohne ihn kommt es dort zur Bildung von Milchsäure, also zur lokalen Übersäuerung. Wenn wir uns müde und schlapp fühlen, kann das also auch an Eisenmangel liegen.

Eisen enthalten Himbeeren, Brombeeren, Erdbeeren, Sellerie, Spinat und Mohrrüben.

Der Fitness auf die Sprünge helfen mit Basenpräparaten

Obst und Gemüse haben heutzutage oft eine lange Reise hinter sich, wenn sie beim Verbraucher ankommen. Durch die ausgedehnten Lagerzeiten und die industrielle Verarbeitung enthalten unsere Lebensmittel oft nicht mehr genügend Mineralstoffe zur Deckung unseres täglichen Bedarfs. Wir können zusätzlich mit basischen Mineralmischungen unserem Säure-Basen-Gleichgewicht etwas Gutes tun.

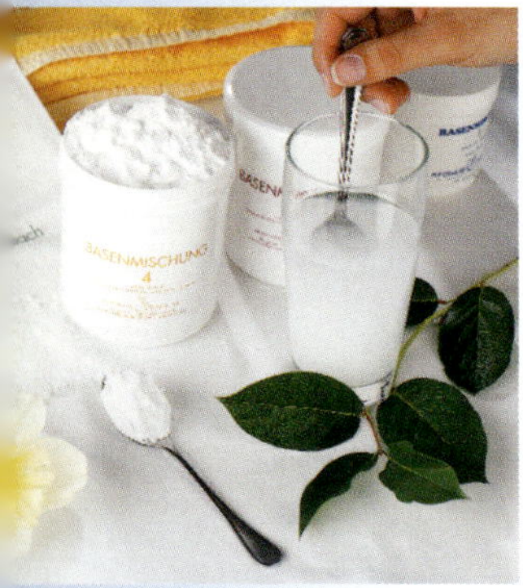

Sanders Basenpulvermischung

Friedrich F. Sander, ein Pionier der Säure-Basen-Forschung der letzen Jahrzehnte, hat folgende Basenpulvermischung empfohlen:

Natrium phosphoricum	10 g
Kalium bicarbonicum	10 g
Calcium carbonicum	100 g
Natrium bicarbonicum	80 g

Sie können sich dieses Basenpulver in der Apotheke mischen lassen. Davon nimmt man vorzugsweise vormittags und abends 1 TL auf 1/8 bis 1/4 l Wasser.

Inzwischen werden auch zahlreiche Fertigpräparate in Apotheken, Drogerien, Reformhäusern und auch in Lebensmittelmärkten angeboten; und in der Regel basieren sie auf der oben genannten Grundmischung.

Die nachfolgende Auflistung enthält die wichtigsten Basenpräparate:

- Abtei Basische Vitalstoffe
- Alkala N Pulver und Tabletten
- Basenpulver und Basentabs von Pascoe
- Basica Mineralsalzpulver, Basica Compact, Basica Instant
- Bicanorm Tabletten
- Bullrich Salz Tabletten und Pulver
- Bullrich's Vital Tabletten und Pulver
- Flügge Basen-Medical Pulver
- Gelum Tropfen
- Kaiser Natron Pulver und Tabletten
- Matricell Königinnentrank
- Metz Aktiv-Kalk Pulver
- Satyrin Basentrank Pulver

Info

Seit über 170 Jahren wird das von August Wilhelm Bullrich (1802–1853) erstmals verkaufte Bullrich Salz schon verwendet. „Seitdem das Bullrich Salz entdeckt, darf jeder essen, was ihm schmeckt" – diese und ähnliche Werbesätze waren in aller Munde.

Wie wirken die einzelnen Produkte?

Zunächst möchte ich betonen, dass keines der Präparate objektiv betrachtet besser oder schlechter ist als ein anderes. Probieren Sie aus, welches Sie persönlich am besten vertragen.

Eine starke Wirkung haben alle Mittel, die einen Anteil an Natriumbicarbonat haben: beispielsweise Bullrich Salz und Bullrich's Vital, Kaiser Natron und Bicanorm. Eine Weiterentwicklung für den Mineralstoffbedarf des Durchschnittsbürgers sind Bullrich's Vital Pulver und Tabletten. Sie enthalten neben Natriumbicarbonat noch Kalium, Calcium und Magnesium, und die Tabletten können problemlos auch unterwegs eingenommen werden.

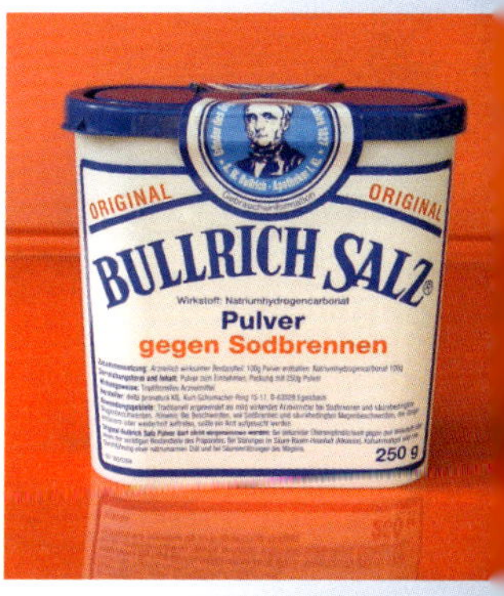

Aufgebaut auf Mineralbasis sind Basentabs Pascoe, Basica Produkte und Metz Aktiv-Kalk. Einen Sonderstatus haben die Gelum Tropfen. Sie sind ein Mineralgemisch, das zu einer Entsäuerung über die Leber führt.

Matricell Königinnentrank ist eine Mischung aus Gelée Royale, Propolis-Extrakt, Blütenpollen-Extrakt und Honig. Damit enthält dieses Produkt Vitamine, Aminosäuren, Mineralstoffe und Spurenelemente in

Tipp

Für Kinder und Erwachsene, die keine Tabletten schlucken können, sind Pulver geeignet. Sie können einen Eigengeschmack haben, der aber durch die Zugabe von Fruchtsaft gemildert wird.

natürlicher Zusammensetzung aus den 4 Naturstoffen, die die Bienen als einzige Lebewesen auf unserer Erde produzieren beziehungsweise nutzen können.

Dr. Alexander Witasek hat durch eine wissenschaftliche Studie inzwischen belegen können, dass die Einnahme eines Basenpräparats in Kombination mit viel Flüssigkeit

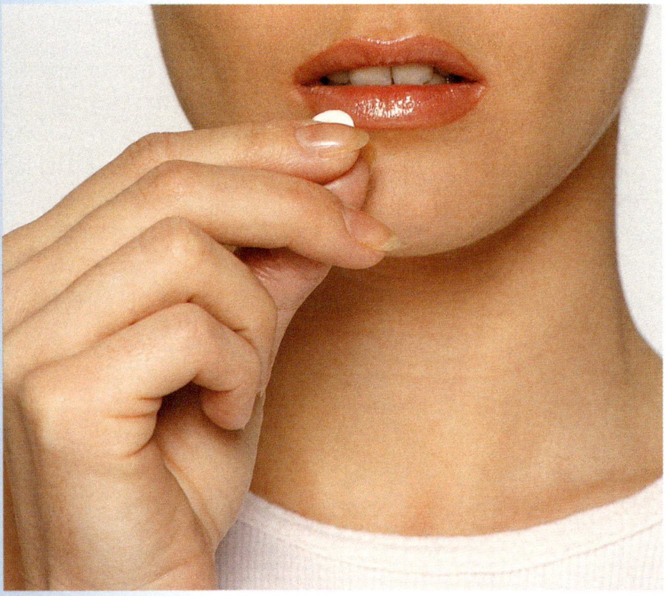

- eine entscheidende Verbesserung der Fließfähigkeit des Blutes bewirkt und somit zur Prävention von Herzinfarkt und Schlaganfall beiträgt
- Herzbeschwerden, Gelenk- und Kreuzschmerzen, sowie Kopfschmerzen und Muskelverspannungen löst oder ganz abklingen lässt
- den Cholesterinspiegel senkt, was ein Hinweis auf die Stärkung der Leberkraft ist
- die Pufferkapazität des Blutes erhöht

Auch meine eigenen Untersuchungen bestätigen diese Faktoren und belegen das Zusammenspiel zwischen Säure-Basen-Haushalt und Mineralhaushalt.

Der Brottrunk: weniger sauer durch Milchsäure

Die Überschrift mag zunächst verwirrend klingen: Wie sollte eine Entsäuerung durch Milchsäure möglich sein? Die Erklärung liegt in einem einfachen biochemischen Vorgang: Fruchtsäuren und auch Laktat, das Salz der Milchsäure, oxidieren im Stoffwechsel, das bedeutet, sie werden dort verbrannt. Bei diesem Vorgang wirken die Säuren als Basenspender, da jeweils ein Säuremolekül neutralisiert und aufgelöst wird.

Bäckermeister Kanne

Die alte Tradition der Herstellung gesunder, milchsaurer Getränke aus Getreide beziehungsweise Brot stammt ursprünglich aus Russland und Estland; sie werden dort Kwass genannt. Eine reine Milchsäuregärung ohne die Bildung von Alkohol ist das Verdienst des Bäckermeisters Wilhelm Kanne. Die Herstellung selbst ist bereits eine Qualitätssicherung, denn eine reine milchsaure Gärung gelingt nur mit Vollkornbrot aus biologisch angebautem Getreide. Bäckermeister Kanne hatte 20 Jahre experimentiert, bevor ihm die Herstellung gelang. Sein spezielles Brot wird aus Weizen, Roggen, Hafer, Wasser, Steinsalz und Sauerteig gebacken und anschließend mit Quellwasser einem monatelangen Gärprozess ausgesetzt. Auf diese Weise entsteht eine einmalige Bakterienart: Brotgetreidesäure-Bakterien besitzen eine außergewöhnliche Kraft, von innen und außen die reinigende Wirkung des Organismus zu unterstützen.

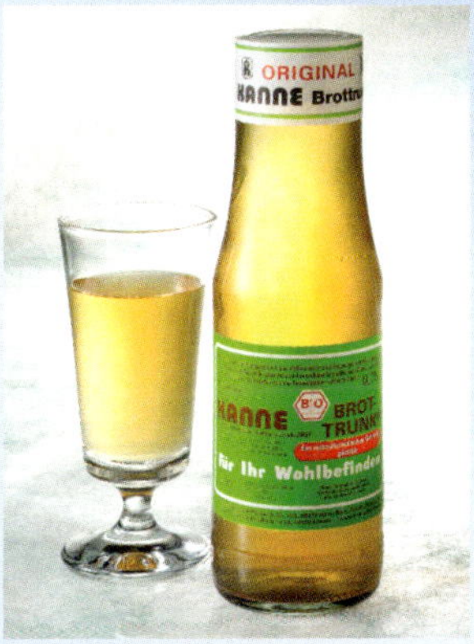

Die leistungsstarke Alternative

Bei Bewegung und Sport wird Ihnen der Brottrunk gut tun: Die Brotmilchsäure stärkt unmittelbar die Leber und hilft die Muskelmilchsäure schneller abzubauen. Deshalb ist mit Wasser oder Apfelsaft verdünnter Brottrunk nicht nur ein erfrischendes, sondern auch wirkungsvolles Sportgetränk.

Die Milchsäure im Brottrunk kann aber noch mehr, denn sie wirkt desinfizierend. Bei äußerlicher Anwendung bietet sie einen natürlichen Schutz gegen Infektionen der Mundhöhle, innerlich angewendet fördert sie die Heilung von Durchfallerkrankungen. Der Brottrunk kann sogar krankhafte Darmpilze vermindern. Und auch akute und chronische Lebererkrankungen sprechen sehr gut auf die Zufuhr von Milchsäure an.

Tipp

Pflegen Sie Ihre Haut mit Brottrunk. Sie können sich regelmäßig damit abreiben oder auch einfach nur Gesicht und Dekolletee damit benetzen. Die Erfrischung dieser Hautpartien spüren Sie sofort.

Bei Neurodermitispatienten haben sich der Genuss des Getränks und auch das Einreiben in die Haut bewährt. Bäder mit Brottrunkzusätzen lindern den Juckreiz erheblich.

Naturheilkundliche Begleitung

Tipp

Wenn Kinder die empfohlenen Basenpräparate nicht mögen, so ist das homöopathische Natrium bicarbonicum D6 empfehlenswert. Geben Sie dreimal täglich 1 Tablette.

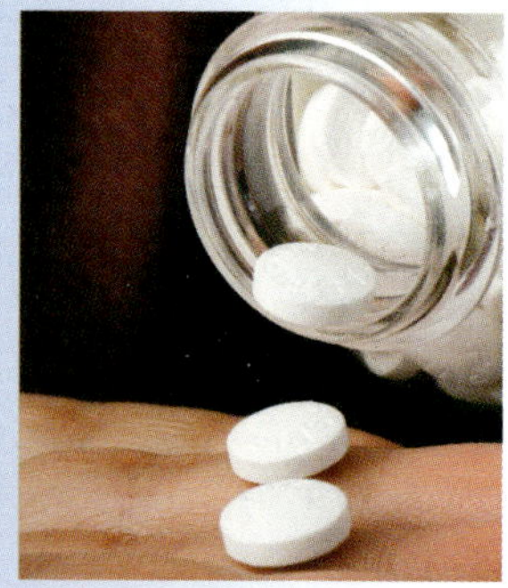

In den meisten Fällen erreichen Sie die Säure-Basen-Fitness durch eine Umstellung der Ernährung, die Einnahme von Basenmineralien und den Genuss von Brottrunk problemlos. Ein geringer Prozentsatz der Patienten und Patientinnen braucht nach meiner Erfahrung eine Unterstützung durch Naturheilmittel. Alles, was Sie auf Ihrem Weg zu mehr Fitness und Wohlbefinden unterstützt, sollte auch getan werden.

Schüßlersalze

In vielen Haushalten gibt es die Schüßlersalze bereits. Sie werden in Tablettenform angeboten, man lutscht sie oder lässt sie im Mund zergehen.

- Natrium phosphoricum D6: Zur Entsäuerung dreimal täglich 1 Tablette
- Natrium sulfuricum D6: Um den Vorgang der Entsäuerung zu beschleunigen, ebenfalls dreimal täglich 1 Tablette
- Kalium sulfuricum D6: Unterstützt die Leberfunktionen und den Eiweißabbau, lutschen Sie dreimal täglich 1 Tablette

Sie können diese drei Mittel auch im täglichen Wechsel einnehmen. Speziell für die Haut ist die Einnahme von Silicea D12 angezeigt.

Pflanzliche Präparate

Entscheidend für eine Entsäuerung ist immer die Ausleitung über Leber und Niere. Ein Leber-Galle-Mittel ist angezeigt bei Oberbauchdruck oder Gallezwicken, ein Nierenmittel bei früheren Erkrankungen im Nieren-Blasen-Bereich. Auch ein täglicher Wechsel ist empfehlenswert: 3 Tage nimmt man ein Lebermittel, dann 3 Tage ein Nierenmittel. Sie erhalten eine Auswahl an Fertigpräparaten in der Apotheke oder im Reformhaus. Hier als Vorschlag einige Präparate und ihre Wirkung.

Pflanzenpräparate und ihre Wirkung

❋ Derivatio H Tabletten	Entgiftung, Entsäuerung
❋ Lactopurum Tabletten	Entsäuerung
❋ Sanuvis Tropfen	Entsäuerung
❋ Citrokehl	Stoffwechselanregung
❋ Girheulit HM Tabletten	Ausscheidung von Ablagerungen
❋ MC-Bon 1-2-3	Entgiftung, Schwermetallausleitung

Tipp

Die Wärmflasche für den Leberwickel sollte mit nicht zu heißem Wasser gefüllt sein. Wenn es auf der Haut brennt, ist es zu heiß.

Leberwickel

Wickel und Packungen können Sie, wie von Kneipp empfohlen, überall am Körper machen. Für unsere Zwecke ist ein Leberwickel empfehlenswert. Wickeln Sie ein warmes, feuchtes Handtuch um eine mit heißem Wasser gefüllte Wärmflasche, legen Sie beides auf den rechten Rippenbogen und wickeln Sie ein großes Handtuch darüber. Dann legen Sie sich hin, decken sich zu und ruhen 30 Minuten.

Dieser Wickel ist besonders wichtig bei Fastenkuren. Wenden Sie ihn in diesem Fall am besten vor der „Mittagsmahlzeit" an.

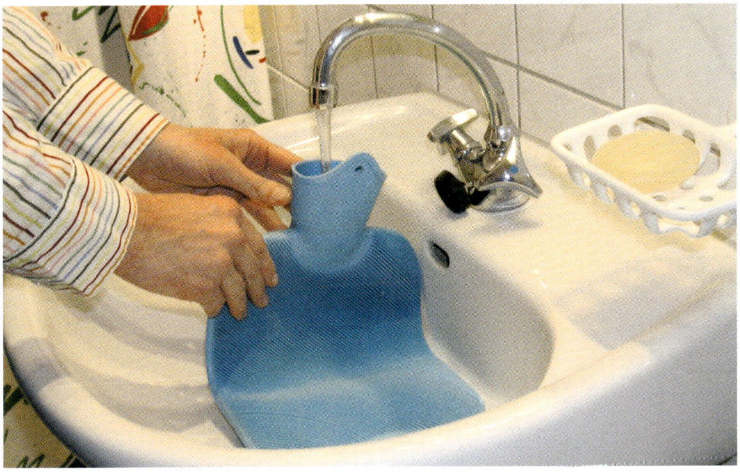

Fitness-Blocker

Übersäuerungszustände führen unweigerlich zu Fitnessblockaden. Haben Sie zu viel Stress, so hemmt das Ihre allgemeine Aktivität. Die durch Übersäuerung entstehenden schleichenden Ablagerungen in Bindegewebe, Sehnen und Muskeln führen nach und nach zu Beschwerden im Bewegungsapparat. Restgifte von Krankheitserregern, die nach einer Infektion nicht zur Ausscheidung gelangt sind, können zu wochenlanger Schwäche führen. Schauen wir uns einige typische Fitness-Blocker näher an.

Hyperinsulinismus: zu viel Insulin

Wenn der Körper über die Maßen Insulin ausschüttet, bezeichnet man diesen Zustand als Hyperinsulinismus. Jede Hormonausschüttung hat aber eigentlich natürliche Grenzen. Warum kommt es trotzdem zu diesem Zustand?

Zucker – Der Reiz des Süßen

Kuchen, Schokolade, Konfekt – das Süße hat seinen Reiz, und die Deutschen sind Spitzenreiter im Zuckerverbrauch: Rund 35 Kilogramm nimmt jeder Bundesbürger durchschnittlich im Jahr auf.

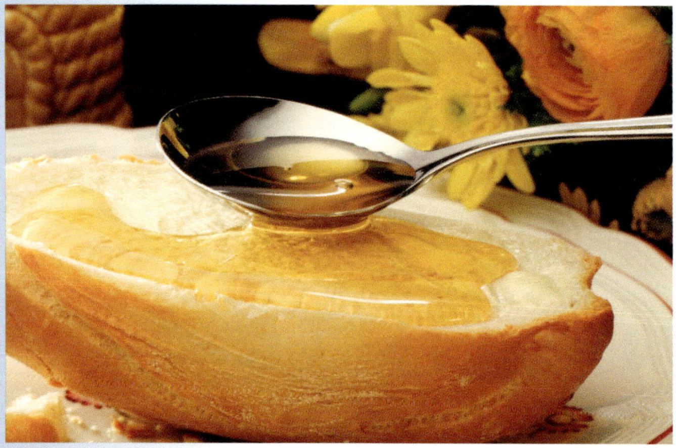

Noch vor 150 Jahren war Zucker ein Luxusartikel. Und eigentlich benötigen wir den weißen oder brauen Zucker aus dem Geschäft auch gar nicht, denn Zucker ist auf natürliche Weise in Obst, Gemüse und Trockenfrüchten enthalten. Andere Lebensmittel wie Kartoffeln, Getreide und Brot enthalten Stärke, die der Organismus wiederum in Kohlenhydrate, also Zucker, umbaut. Dennoch glauben manche Menschen, morgens ihr Honig- oder Marmeladenbrot zu brauchen, und das nicht nur wegen des süßen Geschmacks, sondern als Energieschub.

So wird Brot zur Süßigkeit

Auch Brot kann süßlich schmecken, man muss es nur lange genug kauen! Denken Sie an unser Motto: Kauen und einspeicheln! Beim Kauvorgang spalten die im Speichel enthaltenen Enzyme die großen Stärkemoleküle in kleinere Zuckermoleküle auf. Wenn Sie also morgens Ihr Brot lange kauen, wird es auch ohne Marmelade süßlich schmecken.

Nur als einfache Bausteine können Stoffe über die Darmzotten ins Blut aufgenommen werden. Der kleinste Zuckerbaustein ist der Einfachzucker Glucose, der sich auch als Blutzucker messen lässt.

Der Blutzuckerspiegel

Unser Kohlenhydratstoffwechsel wird durch die Hormone Insulin und Glucagon gesteuert. Insulin senkt den Blutzuckerspiegel, Glucagon hebt ihn. Nach jedem Verzehr von Kohlenhydraten steigt der Blutzuckerspiegel automatisch an.

Wird reichlich Süßes gegessen, steigt der Blutzuckerspiegel sehr rasch, denn den Einfachzucker aus Süßigkeiten kann der Körper schnell aufnehmen. Um dem Anstieg des Blutzuckerspiegels entgegenzuwirken, wird nun Insulin aus der Bauchspeicheldrüse ausgeschüttet. Diesen Vorgang kann der Körper nicht ganz präzise steuern, und als gälte das Motto: lieber zu viel als zu wenig, gleitet im Anschluss der Blutzucker in einen relativen „Unterzuckerbereich" ab. Als Folge bekommt das Gehirn wieder zu wenig „Brennstoff", es signalisiert: den Blutzuckerspiegel erhöhen! Und der Kreislauf beginnt von vorne. Ein dauerhaft überhöhter Blutzuckerspiegel führt zu Bluthochdruck, Fettsucht und Diabetes mellitus.

Anders ist es beim Genuss von langkettigen Zuckermolekülen wie der Stärke aus Kartoffeln, Getreide und Brot. Hier braucht der Körper für den Abbau mehr Zeit, der Blutzuckerspiegel steigt also wesentlich

Info

Der Diabetes mellitus Typ II kann als eine Art Erschöpfungsdiabetes erklärt werden, hervorgerufen durch die ständige, hoch dosierte Ausschüttung von Insulin.

langsamer, und die nachfolgende Ausschüttung von Insulin erfolgt harmonischer. Wir haben deshalb nach einer stärkehaltigen Mahlzeit nicht so schnell wieder Hunger.

Unterzuckerung und Heißhungerattacken

Auch ein nicht zuckerkranker Mensch kann demnach eine Unterzuckerung (Hypoglykämie) erleiden, wenn er viele schnell resorbierbare Kohlenhydrate ohne Ballaststoffe zu sich nimmt, zum Beispiel ein Frühstück mit Weißbrot, Marmelade und Zucker im Kaffee. Dann treiben Zucker und Stärke überfallartig den Blutzuckerspiegel in die Höhe, was eine entsprechend hohe Insulinausschüttung hervorruft. Das Insulin bewirkt eine übergründliche Säuberung des Blutes von Zucker, was einen Hypoglykämieanfall mit Heißhungerattacke auslöst. Um solche Anfälle zu vermeiden, die meist am späteren Vormittag oder kurz nach Mitternacht auftreten, sollte man ein Frühstück mit ausreichend Ballaststoffen (Vollwertbrot- oder -brötchen) zu sich nehmen. Der nächtlichen Unterzuckerung kann durch eine kleine Mahlzeit am Abend vorgebeugt werden.

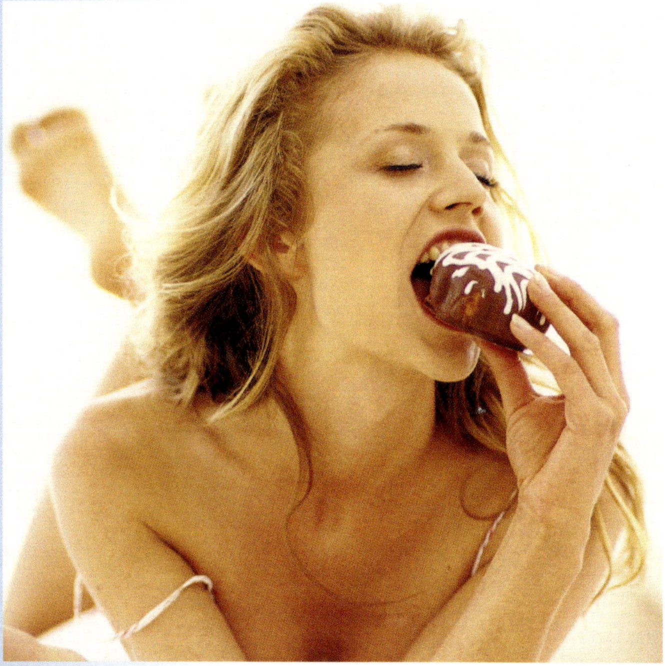

Sobald Sie als gesunder Mensch weniger essen, also Ihre tägliche Energiezufuhr vermindern, werden bei gleich bleibendem Energieverbrauch Glykogen und Fett im Körper abgebaut, um den Zuckerspiegel im Normalbereich zu halten. Da das nicht immer völlig harmonisch geschieht, kann auch hier eine Unterzuckerung auftreten. Trinken Sie deshalb bei einer Kalorienreduzierung schon am späteren Vormittag eine basische Gemüsebrühe oder auch nur ein Glas Wasser und nehmen Sie 2–3 Basentabletten ein, dann wirken Sie einer Unterzuckerung entgegen.

Info

Auch abendlicher Alkoholgenuss führt zu nächtlicher Unterzuckerung, da Alkohol den Blutzuckerspiegel senkt.

Vegetative Ermüdung

Es wäre doch toll, den ganzen Tag fit und leistungsfähig zu sein. Aber am Nachmittag oder spätestens am Abend spüren die meisten von uns einen Leistungsabfall. Wir stellen fest, dass das Tagespensum zu großzügig geplant war und nicht alles zu schaffen ist, was wir uns vorgenommen haben. Doch warum ist das so?

Tipp

Nehmen Sie zum Kaffee ergänzend ein Basenpräparat zu sich: 2–3 Basentabletten oder 1 TL Basenmischung in Wasser aufgelöst.

Es ist das vegetative Nervensystem, das den Nerven- und Energiehaushalt steuert. Wenn wir am Nachmittag müde werden, spüren wir, dass auch unser Körper nur über eine gewisse Tagesenergie verfügt. Er braucht nicht nur während der Nacht Schlaf, sondern auch zwischendurch Ruhe. In einem solchen Moment schafft sicherlich die Droge Koffein, dass wir uns noch einmal aufraffen. Doch auf die Dauer wird der Körper dadurch Schaden nehmen, entleeren wir doch unsere Basendepots und geraten zunehmend in einen Übersäuerungszustand.

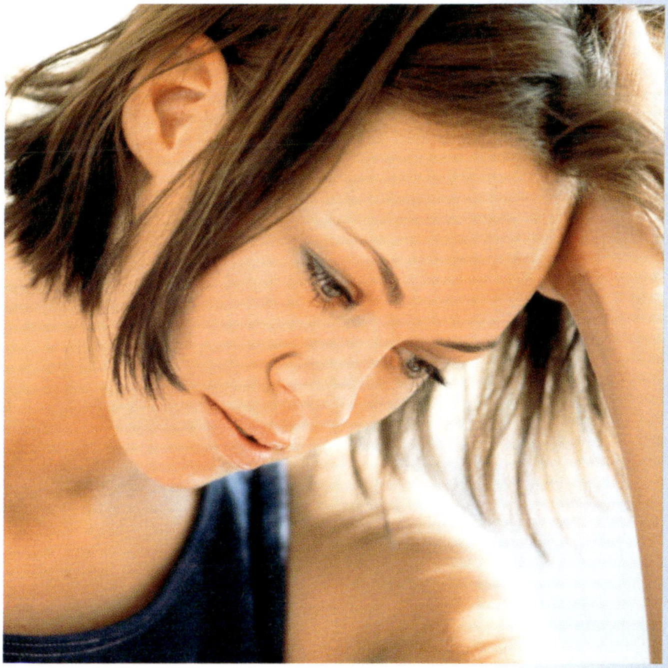

Deshalb empfehle ich Ihnen, neben den Muntermachern Kaffee oder Tee auch 2–3 Basentabletten oder 1 Teelöffel Basenmischung in Wasser aufgelöst einzunehmen. Oder trinken Sie stattdessen ein Glas Brottrunk. Probieren Sie es einfach aus, und finden Sie heraus, was Ihnen gut tut! Wenn Sie dann noch das Fenster öffnen und ein paarmal tief durchatmen, wird das sicherlich Ihre Müdigkeit vertreiben.

Fitness im Alltag

Info

Personen, die körperlich arbeiten oder viel Sport treiben, also einen höheren Kalorienbedarf haben, können natürlich mehr Fleisch vertragen als solche, die sich wenig bewegen.

Wie können wir nun all das Wissen um die Organfunktionen und unseren Säure-Basen-Haushalt im Alltag anwenden? Da die Ernährung für unsere Säure-Basen-Fitness enorm wichtig und eine Ernährungsumstellung für einen ausgeglichenen Säure-Basen-Haushalt notwendig ist, widmen wir den praktischen Teil der gesunden, genussvollen Ernährung.

Basisches Kochen

Basisch kochen heißt eigentlich nur: die „sauren" Lebensmittel reduzieren und mehr „basische" Lebensmittel in den Speiseplan einbauen.

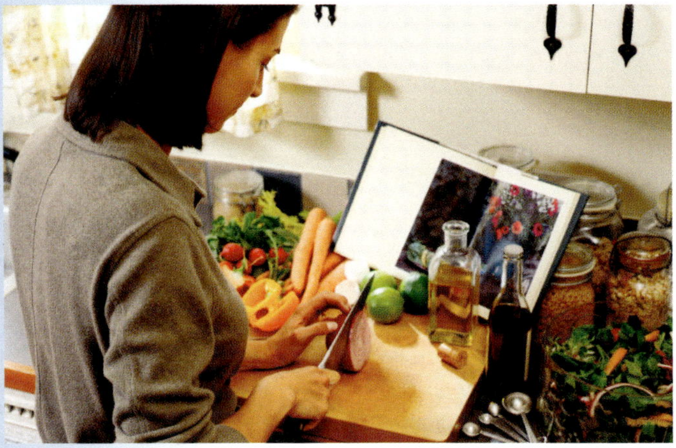

Auf den Punkt gebracht: Fleisch, Wurst und auch bestimmte Käsesorten – also tierisches Eiweiß – sollten höchstens 20 Prozent unserer Nahrung ausmachen. Auch den Zuckerverbrauch sollten wir weitestgehend einschränken.

Doch die gesündeste Zusammenstellung der Nahrungsmittel nützt nichts, wenn Sie das Essen nicht mögen oder es nicht vertragen. Verstehen Sie deshalb meine kleine Rezeptauswahl bitte als Anregung, die Sie beliebig ergänzen und variieren können, solange Sie die Grundsätze des Säure-Basen-Haushalts beachten.

Rezepte für Basentage

Jeder einzelne Basentag ist wertvoll für Ihren Körper und für Ihre Fitness! Wenn Sie mehrere Basentage hintereinander einlegen, umso besser. Ich schlage Ihnen hier für die basenreiche Ernährung eine Reihe von Rezepten vor.

Suppen

Basensuppen sind schnell zubereitet und immer eine gute Möglichkeit, dem Körper die nötigen Basen zuzuführen. Hier einige Beispiele:

Waldkirchner Basensuppe

Zutaten für 4 Personen:
150 g Kartoffeln
250 g Karotten
100 g Sellerie
1,5 l Wasser
Majoran, Kümmel, Thymian, Meersalz
3 EL Sauerrahm
2 TL Petersilie oder Schnittlauch

- Kartoffeln schälen und in Stücke schneiden. Gemüse waschen, schälen, klein schneiden und beides in einen Topf geben. Mit dem Wasser auffüllen und ca. 20 Minuten kochen lassen. Die frischen Kräuter hacken und nach 10 Minuten zugeben. Alles mit dem Mixer pürieren, mit Sauerrahm verfeinern und mit Petersilie oder Schnittlauch garnieren.

TIPP

Essen Sie Suppen mit einem kleinen Löffel und lassen Sie sich Zeit dabei. Als Beilage können Sie altbackenes Brot nehmen, dann bitte gut kauen und einspeicheln.

Kartoffelsuppe mit Fermentgetreide

Zutaten für 4 Personen:
500 g Kartoffeln
1 Stange Bleichsellerie
2 Möhren
0,75 l Gemüsebrühe
1 EL gekochte Haferkörner
1 Eigelb
2 EL Original Kanne Enzym-Fermentgetreide
50 ml Schlagsahne
Petersilie

- Kartoffeln schälen und in Stücke schneiden. Möhren und Sellerie waschen, putzen und klein schneiden. Das Gemüse mit der Gemüsebrühe erhitzen und etwa 20 Minuten köcheln lassen. Danach die Suppe nur leicht pürieren und das Eigelb schnell unterrühren, bevor es stockt. Die gekochten Haferkörner zugeben und die Suppe mit Enzym-Fermentgetreide abschmecken. Die steif geschlagene Sahne und die Petersilie zum Garnieren verwenden.

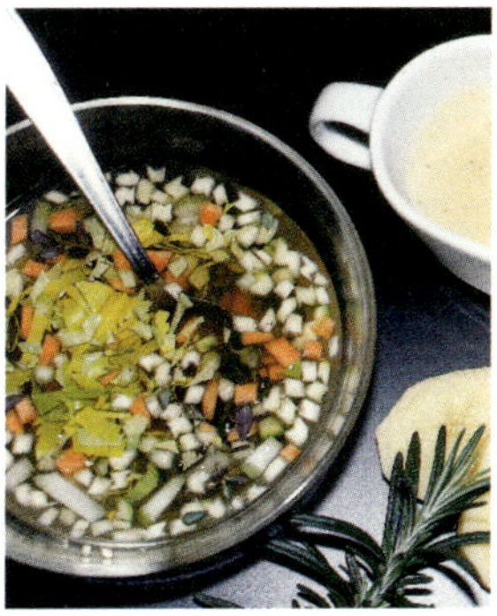

Selleriesuppe

Zutaten für 4 Personen:
4 Kartoffeln
1 mittelgroße Sellerieknolle
1 Zwiebel
1–1,5 l Gemüsebrühe
20 g Butter oder Sonnenblumenöl
1 TL Kanne Enzym-Fermentgetreide
Selleriegrün, Petersilie, Schnittlauch, Muskat, Pfeffer

- Die Zwiebel fein schneiden und in der Butter andünsten. Kartoffeln würfeln, Sellerie fein raspeln, Schnittlauch in kleine Röllchen schneiden und hinzugeben. Alles zusammen mit der Gemüsebrühe zum Kochen bringen. Mit Gewürzen und Fermentgetreide abschmecken. 40–60 Minuten köcheln lassen, dann im Mixer pürieren. Vor dem Servieren das fein geschnittene Selleriegrün auf die fertige Suppe geben.

Kartoffeln

Kartoffeln kann man auf unterschiedliche Weise zubereiten, zum Beispiel als Bratkartoffeln; dazu passt sehr gut ein grüner oder gemischter frischer Salat. Zu Pellkartoffeln oder Ofenkartoffeln ist Quark eine schmackhafte Beilage:

Zutaten für 4 Personen:
500 g Quark (20 % Fett)
1 TL Meersalz
2 EL Kanne Enzym-Fermentgetreide
etwas Wasser
Schnittlauch, klein gehackt

Pikanter Quark mit Fermentgetreide

- Alle Zutaten in einer Schüssel verrühren, so viel Wasser zugeben, dass die Mischung sämig wird. Passt nicht nur ideal zu Pellkartoffeln, sondern ist auch ein herzhafter Brotaufstrich.

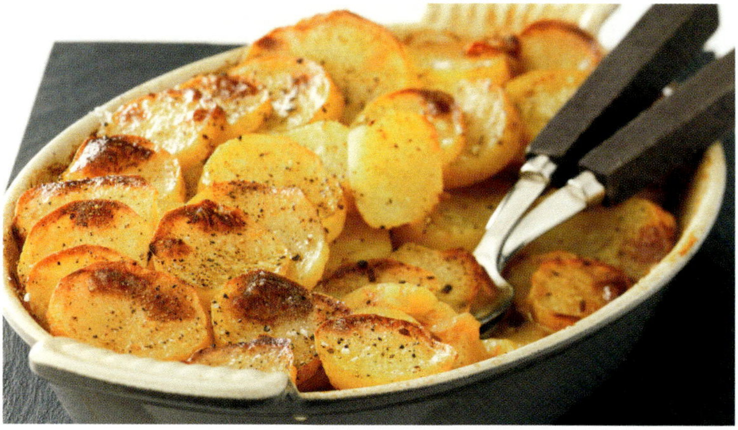

Zutaten für 4 Personen:
1,2 kg festkochende Kartoffeln
400 ml Milch
200 ml Sahne
Thymian, Meersalz, frisch gehackte Petersilie

Kartoffelgratin mit frischen Kräutern

- Ofen auf 180 °C vorheizen. Kartoffeln in sehr dünne Scheiben schneiden und in eine geölte Glasform schichten, darüber die gewürzte Milch-Sahne-Sauce mit der gehackten Petersilie geben. Ca. 30 Minuten backen, bis die Kartoffeln gar sind. Als Beilage passt gedünstetes Gemüse.

Gemüse

Am besten verwenden Sie beim Kochen heimische Gemüsesorten der jeweiligen Jahreszeit. Spargel mit Kartoffeln ist im Frühjahr ein herrliches Gericht. Falls Sie kein frisches Gemüse bekommen können, nehmen Sie Tiefkühlkost. Der Klassiker ist Spinat mit Kartoffeln und Spiegelei. Etwas aufwändiger, aber sehr lecker sind folgende Gerichte:

Gemüselasagne

- Gemüse waschen, putzen, klein schneiden und anschließend leicht andünsten. Die Sauce nach Packungsanleitung zubereiten und mit der Sahne vermischen. In eine geölte Auflaufform abwechselnd Gemüse, Lasagneblätter und Sauce schichtweise einfüllen. Die letzte Gemüseschicht mit geriebenem Käse bestreuen. Bei ca. 180 °C 30–40 Minuten backen.

Zutaten für 4 Personen:
1 Packung Lasagneblätter
1 kg Gemüse je nach Saison und Geschmack (Blumenkohl, Brokkoli, Möhren, Spargelreste, Gemüsemais, Champignons)
2 Packungen Béchamelsauce
200 ml Sahne
300 g geriebener Käse

Hirsotto

- Die heiß gewaschene Hirse mit der Gemüsebrühe aufkochen und 20 Minuten köcheln lassen. Eine gewürfelte Zwiebel mit etwas Öl oder Butter in der Pfanne rösten und zugeben. Das Gemüse putzen, klein schneiden und in einem Topf oder einer Pfanne gar dünsten. Anschließend unter die Hirse heben und sofort servieren.
- Dazu schmeckt Grüne Sauce oder auch etwas angemachter Naturjoghurt.

Zutaten für 4 Personen:
200 g Hirse
400 ml Gemüsebrühe
1 mittelgroße Zwiebel
Butter
400–500 g Gemüse nach Wahl (Tomaten, Maiskörner, Brokkoli, Erbsen, Blumenkohl, Paprika, Champignons, Frühlingszwiebeln)

Grüne Sauce

- Die Kräuter gut waschen, abtropfen lassen und fein hacken. Anschließend mit Sahne, Joghurt und den restlichen Zutaten vermengen und abschmecken.
- Diese Sauce ist ideal als Salatdressing, als Sauce für Nudelgerichte, Pellkartoffeln oder das Hirsotto.

Zutaten für 4 Personen:
1/8 l saure Sahne
1/8 l Joghurt
Meersalz
Saft 1/2 Zitrone
1 Prise Zucker
1 Tasse frisch gehackte Kräuter (Petersilie, Schnittlauch, Kresse, Zitronenmelisse, Löwenzahn, Sauerampfer, Brennnessel)

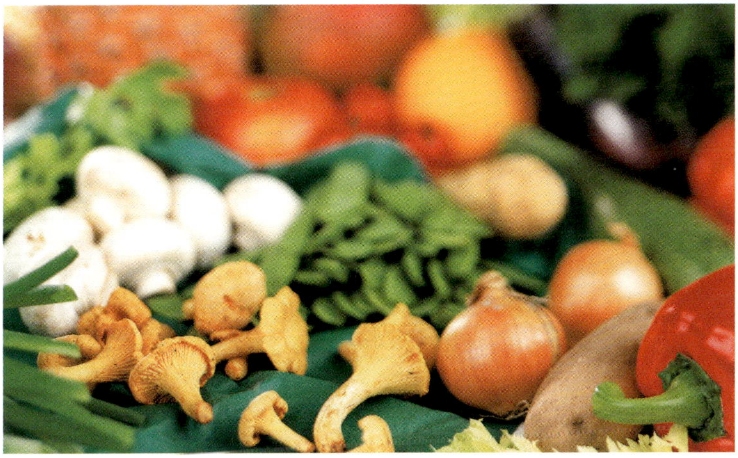

Reis

Verwenden Sie für Reisgerichte unbedingt ungeschälten Naturreis, der säuert weniger als weißer Reis und enthält noch die wichtigen Mineralstoffe. Für eine gute Säure-Basen-Balance sollten Sie Reis am besten zusammen mit Gemüse essen, zum Beispiel mit Ratatouille.

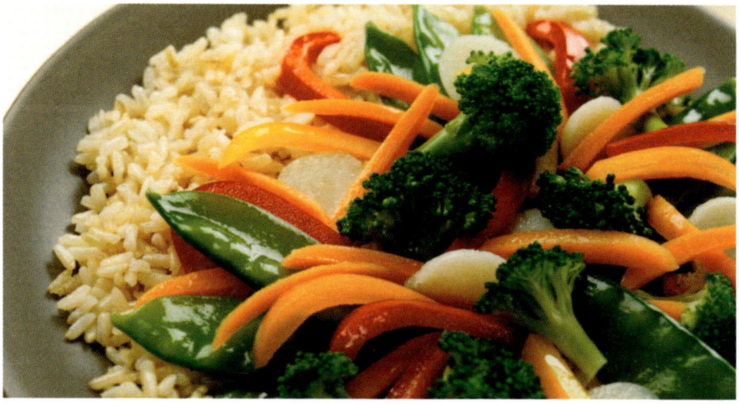

Zutaten für 4 Personen:
2 Hähnchenbrustfilets
3 rote Paprikaschoten
3 Zucchini
2 Zwiebeln
2 Knoblauchzehen
Olivenöl
150 g Naturreis
1 l Gemüsebrühe
Pfeffer

Möchten Sie nicht auf Fleisch verzichten, empfehle ich Ihnen folgendes Gericht:

Geflügel-Reis-Pfanne

- Hähnchenbrustfilets in feine Streifen schneiden, Paprikaschoten entkernen und klein schneiden. Zucchini in Würfel schneiden, Zwiebeln abziehen und fein würfeln; Knoblauch abziehen und fein hacken. Das Fleisch in der Pfanne von allen Seiten kurz anbraten und anschließend herausnehmen. Reis in der Pfanne ca. 1 Minute andünsten. Gemüse, Gemüsebrühe und Fleisch zugeben und alles zugedeckt auf kleiner Stufe ca. 30 Minuten garen. Mit Pfeffer und eventuell etwas Salz abschmecken.

Nudeln

Wie alle Getreideprodukte säuern auch Nudeln, weshalb man nach Möglichkeit Vollkornnudeln verwenden und diese mit Gemüse kombinieren sollte. Wenn Sie Nudeln mit Tomatensauce machen möchten, nehmen Sie dazu frische Tomaten und Kräuter. Sehr schnell lassen sich Nudeln mit Olivenöl und gebrauchsfertigem Pesto zubereiten. Hier ein Rezept für:

Spaghetti mit Gemüse

Zutaten für 4 Personen:
500 g Vollkorn-Spaghetti
Olivenöl
2 Knoblauchzehen
ca. 1 kg gemischtes Gemüse (Auberginen, Paprika, Zucchini, Möhren, Tomaten)
1/4 l Gemüsebrühe
Thymian, Meersalz, Pfeffer

- In einer großen Pfanne oder im Wok den gepressten Knoblauch in Olivenöl andünsten. Das klein geschnittene Gemüse und den Thymian dazugeben und ebenfalls andünsten. Mit Gemüsebrühe ablöschen und bissfest garen. Spaghetti in einem Topf mit reichlich Wasser al dente kochen, abgießen und dann mit dem Gemüse mischen.

Salate

Salate können natürlich nach Belieben immer zu anderen Speisen gegessen werden. Hier können Sie Ihrer Fantasie freien Lauf lassen, passend zur Jahreszeit und Ihren Einkaufsmöglichkeiten. Als Beispiel:

Weißkrautsalat

- Kohlkopf von welken Blättern befreien, halbieren, die Außenblätter und den Strunk entfernen. Den Kohl ganz fein hobeln oder schneiden und in eine große Schüssel geben. Mit Salz bestreuen und kräftig durchkneten. Den Speck fein würfeln und in der Pfanne anbraten. Mit der Gemüsebrühe aufgießen. Kümmel und Zucker zugeben, alles kurz ziehen lassen und über das Kraut geben. Zwiebel und Knoblauchzehe schälen und fein reiben oder würfeln. Mit dem Brottrunk und dem Fermentgetreide unter den Salat heben. Gut durchziehen lassen.

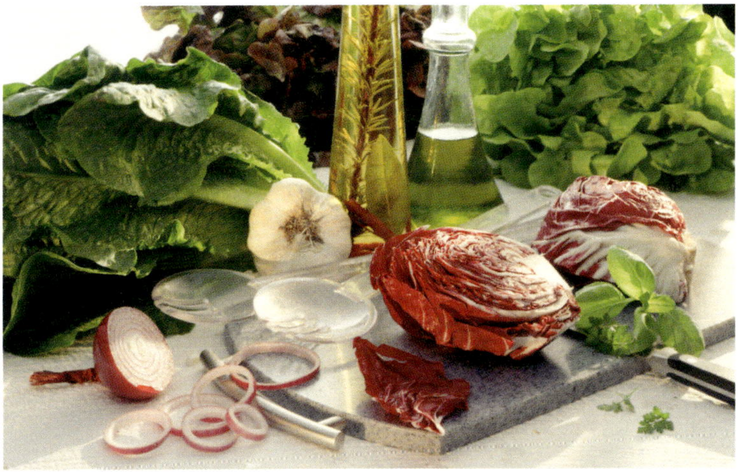

Energetische Drinks

Als kleine Schubhilfe für zwischendurch können Sie sich folgende Drinks mischen:

Für 2 Personen:
200 ml Kanne Brottrunk
200 ml Gemüsesaft
100 ml Karottensaft

Vitaldrink mit Brottrunk

- Brottrunk mit Gemüse- und Karottensaft gut verrühren und kühl servieren.

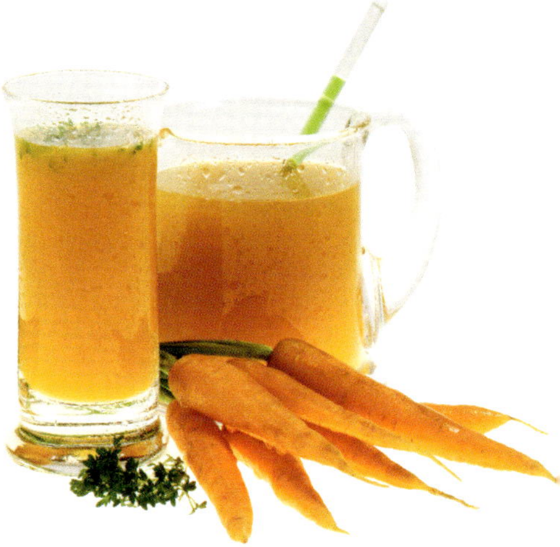

Für 2 Personen:
100 ml Kanne Brottrunk
100 ml Mineralwasser
100 ml Apfel- oder Fruchtsaft
evtl. Eiswürfel

Brottrunkschorle

- Brottrunk, Wasser und Saft gut verrühren und nach Belieben Eiswürfel zugeben

Für 2 Personen:
1/4 l Wasser
1 TL Bullrichs Vital Pulver
1/4 TL Vitamin C

Basenvitamincocktail

- Vital Pulver und Vitamin C in 1/4 l Wasser auflösen und zwischendurch trinken.

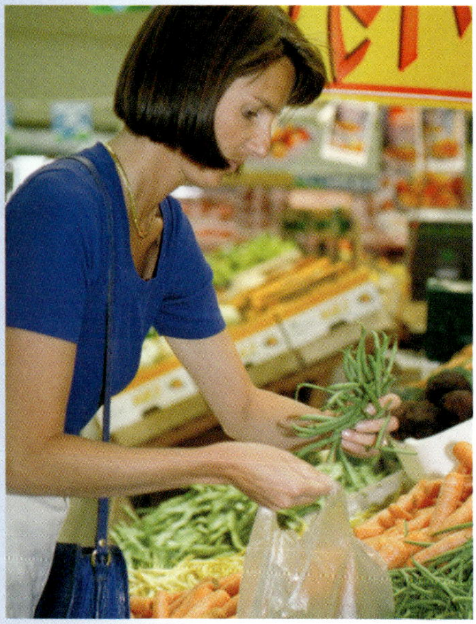

Tipps für unterwegs

Wenn Sie fit werden oder bleiben wollen, brauchen Sie etwas Disziplin und Überlegung. Unsere normale Ernährung ist reich an Zucker und Eiweiß, jedoch oft arm an Gemüse. Für unterwegs müssen Sie also vorsorgen. Eine Flasche Wasser sollten Sie immer dabeihaben. Auch Obst können Sie mitnehmen oder unterwegs kaufen. Sie sollten es aber stets vor dem Verzehr waschen.

Im Hotel können Sie die Speisen in der Regel am Frühstücksbüffet selbst auswählen und zusammenstellen. Beim Mittag- oder Abendessen bevorzugen Sie Gemüse- oder Kartoffelgerichte. Gibt es bei gesellschaftlichen Anlässen ein mehrgängiges Menu, bestellen Sie Gemüse und Salzkartoffeln als Basenbeilage extra. Sie können auch einen Gang ausfallen lassen oder kein Dessert nehmen.

So bleiben Sie auch in Zukunft fit

Wir alle wissen, dass wir etwas dafür tun müssen, wenn wir unsere Fitness und unser Wohlbefinden steigern möchten. Wenn Sie die Ratschläge und Ernährungstipps aus diesem Buch befolgen, ist das aber gar nicht so schwer.

- Legen Sie regelmäßig bewusst einen Basentag ein.
- Führen Sie Tagebuch: Schreiben Sie auf, was nicht gut war, und stellen Sie sich eigene Lebensregeln auf. So können Sie in Zukunft Fehler vermeiden.
- Ernähren Sie sich bewusst, sorgen Sie für reichlich Bewegung und trinken Sie viel Wasser! So erreichen Sie eine gesunde Basis und müssen nicht mehr so schnell mit Gesundheitsproblemen in der Arztpraxis oder gar im Krankenhaus erscheinen!

Überprüfen Sie den Erfolg

Wenn es Ihnen gelingt, eine mehrtägige Basenkur durchzuführen und auf die grundlegenden Regeln zu achten, müsste sich schon bald ein Erfolg einstellen:

- Sie fühlen sich frischer und fitter

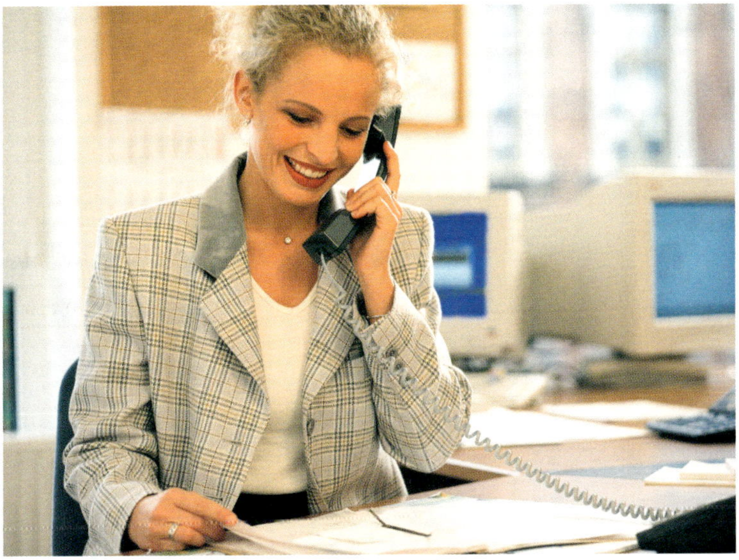

Info

Das Säure-Basen-Gleichgewicht ist Voraussetzung für eine erfolgreiche Behandlung mit anderen Therapien. Erst wenn der Körper von seiner Säurestarre befreit ist, greifen Maßnahmen der Homöopathie oder Physiotherapie und Massage.

- Sie sind nicht mehr so müde
- Sie schlafen besser
- Sie sind leistungsfähiger
- Sie können klarer aus den Augen schauen
- Sie können ihre glattere Haut bewundern
- Sie haben festere Muskeln
- Sie haben einen besseren Stuhlgang
- Sie haben alte Beschwerden bereits vergessen
- Sie haben vielleicht auch schon an Gewicht verloren

Je mehr dieser Punkte auf Sie zutreffen, umso erfolgreicher waren Sie!

Leben Sie Ihre Fitness jetzt

Jetzt wissen Sie, dass das harmonische Gleichgewicht im Säure-Basen-Haushalt die ideale Grundlage für alle Vorgänge im gesamten Organismus ist. Sie sind demnach bestens gerüstet, um Ihren persönlichen Schnitt zu machen und ganz bewusst einen neuen Weg zu beschreiten. Und es ist nie zu spät: Selbst eine starke Übersäuerung des Körpers lässt sich wieder zurückführen. Wenn es allein durch die Ernährung und Lebensweise nicht funktioniert, unterstützen Sie Ihren Körper gezielt mit basischen Nahrungsergänzungsstoffen. Unzählige Patientenbeispiele belegen die guten Erfolgsaussichten.

Tipp

Nehmen Sie sich nicht zu viel auf einmal vor. Suchen Sie gezielt einen Anfang, der Ihnen leicht fällt und befreien Sie sich nach und nach aus der Säurefalle.

Ich habe Ihnen aus meiner langjährigen Praxiserfahrung Ratschläge für Ihre persönliche Fitness im Säure-Basen-Gleichgewicht gegeben. Wie Sie stehe auch ich mitten im Leben. Deshalb weiß ich, dass Sie vielleicht nicht alles sofort so umsetzen können. Lassen Sie sich dadurch nicht entmutigen – verstehen Sie die Ratschläge als Richtschnur für Ihr persönliches Wohlergehen. Sie spüren selbst, wann es an der Zeit ist, etwas für die persönliche Fitness zu tun.

Und eines ist sicher: Haben Sie Ihren Körper erst einmal aus der Säurefalle befreit und spüren die daraus resultierende Energie, so werden Sie diese geistige und körperliche Vitalität nicht mehr missen wollen.

Ich wünsche Ihnen auf Ihrem ganz persönlichen Weg alles Gute und viel Erfolg!

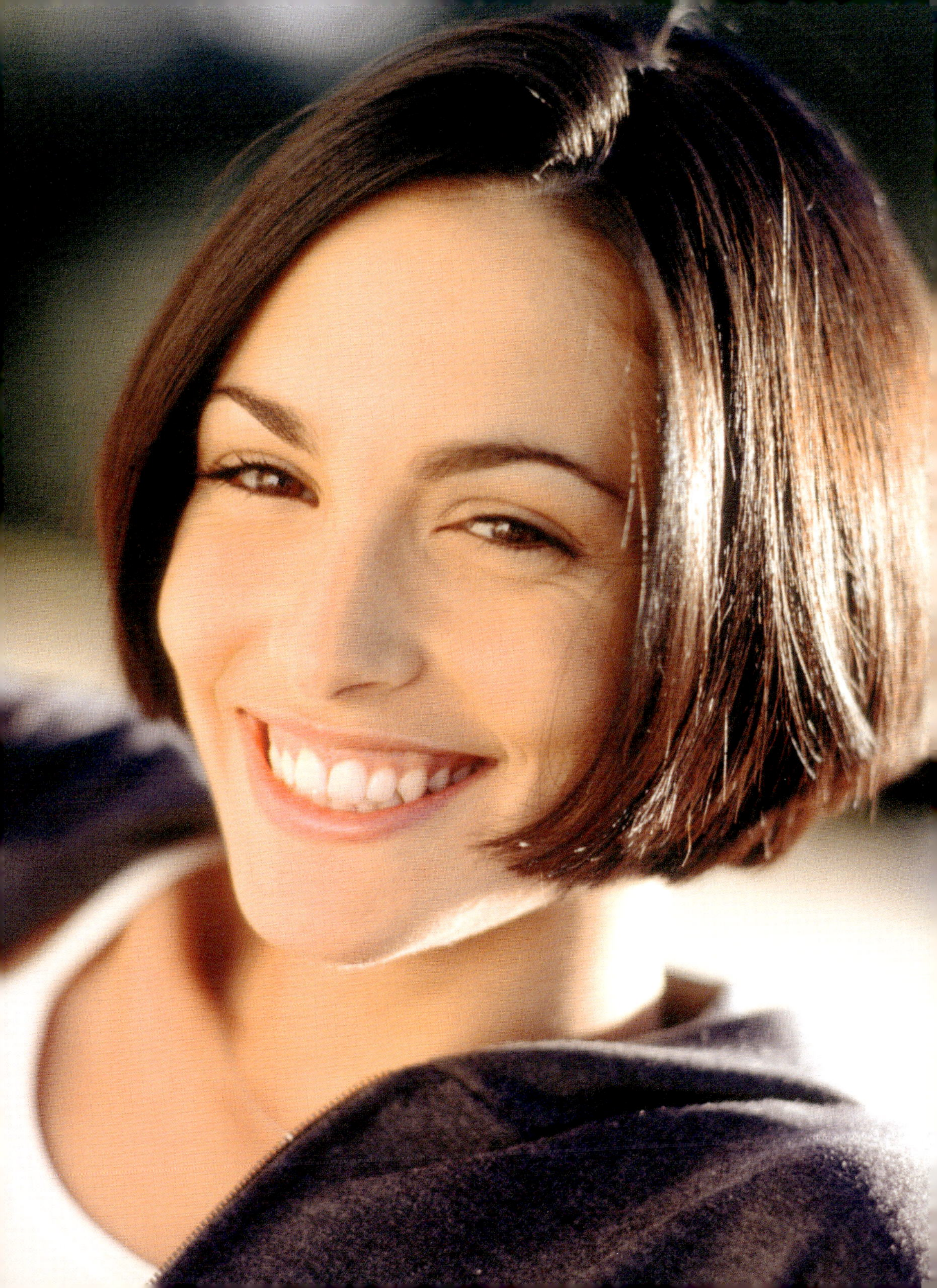

Anhang

Die folgenden Empfehlungen zur Nahrungsergänzung vervollständigen die Auswahl der bereits im Text aufgeführten Präparate. Es handelt sich um Produkte, die ohne Zusatzstoffe in Kapseln gefüllt oder in Tablettenform gepresst werden, und damit auch für Allergiker geeignet sind.

Empfehlenswerte Produkte für die Säure-Basen-Fitness:

hypo-A GmbH – Die gesunden Nahrungsergänzungen
Kücknitzer Hauptstraße 53
D-23569 Lübeck
Tel. 0451-30 72 121, Fax 0451-30 41 79
www.vitamine-24.de.ki/

- Magnesium – Calcium (in hypoallergener Gelatinekapsel)
- Kalium spe (in hypoallergener Gelatinekapsel)
- 3-SymBiose (in hypoallergener Gelatinekapsel)

Vita-Bon B.V. Holland
Franciscanerstraat 8
NL-6462 CN Kerkrade
Tel. 003145-53 54 094, Fax 003145-53 53 916
www.vitabon.com

- OXY-BON plus Tabletten (Entgiftung und Regenerierung der Leber und Nieren, Stärkung des Immunsystems)
- MC-BON Tabletten 1, 2 und 3 (Kombination zur natürlichen Entgiftung von Schwermetallen und Chemikalien)
- REDUCTO-BON plus Tabletten (Kombinationsmittel aus Pflanzenextrakten zur Gewichtsreduktion, reguliert das Heißhungergefühl)
- STRESS-O-BON Kapseln (Kombinationsmittel zur Unterstützung von Stressabbau, zur körperlichen Leistungssteigerung und Abwehrstärkung)

Adressen

Labor Dr. Bayer (Urinmessung nach Sander)
Bopserwaldstr. 26
70184 Stuttgart
Tel. 0711-64 180
www.labor-bayer.de

Bärbel Drexel GmbH (Versand von Basenbad)
86674 Baar (Schwaben)
Telefon: 0180-500 60 10
www.baerbel-drexel.de

Ökometzgerei und Naturkost Stärfl
(Biologische Wurstwaren)
Schönauer Str. 34
84307 Eggenfelden
Telefon 08421-87 40
www.staerfl-naturkost.de

Weiterführende Informationen

- Die vollständige Nahrungsmitteltabelle nach Remer und Manz finden Sie unter: www.basica.de
- Zu allen Säure-Basen-Themen informiert die Internetseite: www.saeure-basen-forum.de
- Zur Entstehung und Behandlung von Osteoporose: www.betterbones.com (Seite auf Englisch)

Literaturliste

- Batmanghelidj, Fereydoon: Wasser, die gesunde Lösung, VAK Verlags GmbH, Kirchzarten 2002
- Batmanghelidj, Fereydoon: Sie sind nicht krank, Sie sind durstig! VAK Verlags GmbH, Kirchzarten 2004
- Mayr, Peter: Leichte bekömmliche Bio-Küche, Karl F. Haug Verlag, Stuttgart 2000
- Warnke, Ulrich: Risiko Wohlstandsleiden, Popular Academic Verlags-Gesellschaft, Saarbrücken 1996
- Worlitschek, Dr. med Michael: Original Säure-Basen-Haushalt, Karl F. Haug Verlag, Stuttgart 2004
- Worlitschek, Dr. med Michael: Die Praxis des Säure-Basen-Haushaltes, Karl F. Haug Verlag, Stuttgart 2003
- Worlitschek, Dr. med Michael und Mayr, Peter: Säure-Basen-Einkaufsführer, Karl F. Haug Verlag, Stuttgart 2001

Register